河南省护理学会组织编写

健康中国·**跟我学护理**·全媒体科普丛书

总主编 宋葆云 孙 花

科普助力脑健康

KEPU ZHULI NAOJIANKANG

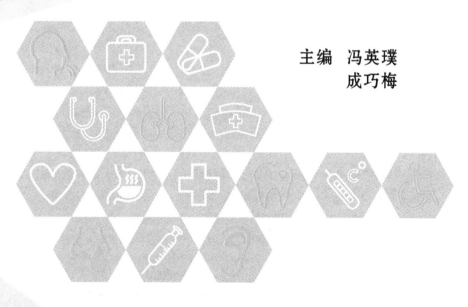

主编 冯英璞
　　　成巧梅

郑州大学出版社

郑 州

图书在版编目(CIP)数据

科普助力脑健康/冯英璞,成巧梅主编. —郑州:
郑州大学出版社,2020.8
(健康中国·跟我学护理·全媒体科普丛书/宋葆
云,孙花总主编)
ISBN 978-7-5645-7090-3

Ⅰ.①科… Ⅱ.①冯…②成… Ⅲ.①脑-保健-普
及读物 Ⅳ.①R161.1-49

中国版本图书馆 CIP 数据核字(2020)第 120216 号

郑州大学出版社出版发行

郑州市大学路 40 号   邮政编码:450052
出版人:孙保营   发行电话:0371-66966070
全国新华书店经销
新乡市豫北印务有限公司印制
开本:710 mm×1 010 mm   1/16
印张:8.75
字数:168 千字
版次:2020 年 8 月第 1 版   印次:2020 年 8 月第 1 次印刷

书号:ISBN 978-7-5645-7090-3   定价:33.00 元
本书如有印装质量问题,请向本社调换

健康中国·跟我学护理·全媒体科普丛书

丛书编写委员会

主　审　王　伟

主　编　宋葆云　孙　花

编　委　（以姓氏首字笔画为序）

于江琪　王云霞　王　伟　牛红艳

方慧玲　田　胜　兰云霞　兰　红

邢林波　成巧梅　刘延锦　刘　姝

孙　花　孙明明　孙淑玲　李秀霞

李拴荣　吴松梅　吴春华　宋葆云

张红梅　张林虹　张玲玲　周诗杨

姜会霞

健康中国·跟我学护理·全媒体科普丛书

本册编写委员会

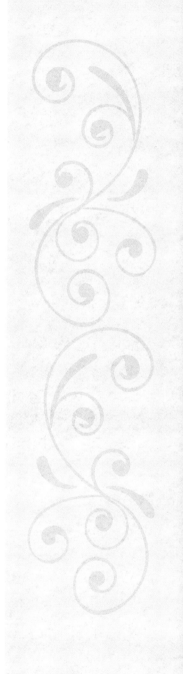

主　编　冯英璞　成巧梅
副主编　葛运利　许　珺　杨孟丽　杨玉洁
　　　　王　丽　张桂芳　许　健
编　委　（以姓氏首字笔画为序）
　　　　丁玉莹　丁艮晓　于晓洁　王传玺
　　　　王丞迪　王　丽　王　培　王　琳
　　　　叶松岩　白　兵　仝其娅　宁淼淼
　　　　冯小芹　冯英璞　成巧梅　吕先鹤
　　　　朱明芳　行　君　刘振环　许　健
　　　　许悦悦　许　珺　许糯尹　孙　慧
　　　　杨玉洁　杨孟丽　李伟丽　李灿灿
　　　　李明敏　李雅楠　李　蕊　吴明晶
　　　　吴　瑾　何　欢　宋晓琳　张桂芳
　　　　张雪妨　张婧爽　范露佳　罗晓辉
　　　　周秋艳　庞晨晨　赵燕燕　侯　琨
　　　　袁　洋　顾晓乐　郭　丹　郭　洁
　　　　郭晓慧　唐丽华　梅　洁　葛运利
　　　　霍晓冉　穆丽芬
视频制作编辑　王剑英　刘文静　李　冰

组织单位
河南省护理学会
河南省护理学会健康教育专业委员会

创作、协作单位
河南省人民医院
郑州大学第一附属医院
新乡医学院第二附属医院
阜外华中心血管病医院

出版说明

健康是人的基本权利，是家庭幸福的基础，是社会和谐的象征，是国家文明的标志。党和国家把人民群众的健康放在优先发展的战略地位，提出"健康中国"战略目标，强调为人民群众提供公平可及的全方位、全周期的健康服务。开展健康科普，传播健康知识，不断提高人民群众的健康素养及防病能力，是时代赋予护理工作者义不容辞的职责。

这套科普丛书《跟我学护理》，以全生命周期为轴线，以专科护理为依托，以人体各相关系统的健康为分册，以常见病、多发病、慢性病预防及自我管理为重点，采用"一问一答"形式，全面科普了各专科心身疾病的预防知识、安全用药、紧急救护、康复锻炼、自我照顾等健康知识和护理知识。共有16个分册，3 000多个护理问题，近800个微视频。

编撰本丛书的护理专家，大多数是临床经验丰富的护理部主任、三级医院的护士长、护理学科的带头人。我们衷心希望这些护理经验，能给广大读者带去更多的健康帮助和支持，也希望这套丛书能成为新入职护理人员、医护实习人员、基层医护人员开展健康科普的参考用书。

在此，特别致谢中华护理学会理事长吴欣娟教授为丛书作序，感谢丛书编写的护理专家及协作单位的护理同仁为此工程付出的辛苦努力！感谢河南省医学会秘书长王伟对丛书编审工作给予的大力支持和专业指导！

由于分册众多，工作量大，编者水平所限，书中错误在所难免，诚挚希望广大读者批评指正。

河南省护理学会健康教育专业委员会

2019 年 5 月

序

　　现代护理学赋予护士的根本任务是"促进健康,预防疾病,恢复健康,减轻痛苦"。通过护理干预手段将健康理念和健康知识普及更广泛的人群,促使人们自觉地采取有利于健康的行动,改善、维持和促进人类健康,是一代又一代护理人探索和努力的方向。

　　河南省护理学会组织百余名护理专家,深耕细作,历时2年,编写这套护理科普丛书《跟我学护理》。本套丛书共有16个分册,3 000多个护理问题,近800个微视频,全景式地解答了公众最为关心、最需要了解的健康问题和护理问题。丛书图文并茂,通俗易懂,采用接地气的"一问一答"方式为广大读者答疑解惑,悉心可触,匠心可叹。丛书融入了生动的微视频,可以扫码收看讲解,可谓是一部可移动的"超级护理宝典",是全媒体时代知识创新传播的成功典范。

　　健康科普读物带给人们的不仅仅是健康的知识,更能让人们在阅读中潜移默化的建立起科学的健康行为方式,这是我们赋予健康科普书籍的最终意义。愿这套护理科普丛书的出版,能够为全国400万护理同仁开启健康科普和科普创作的新征程,不忘初心,不负使命,聚集力量,加速护理服务精准对接人民群众全生命周期的健康科普、疾病预防、慢病管理、老年养护等服务领域需求,让健康科普成为常态化的护理行动,使其在护理工作中落地生根,让护士真正成为健康科普及健康促进的倡导者和践行者,为中国梦和人类的健康做出新的贡献!

　　在此,我谨代表中华护理学会向参加丛书编写的护理专家团队及工作人员表示衷心的感谢!向河南省医学会秘书长王伟对丛书编审工作给予的大力支持和专业指导致以诚挚谢意!

中华护理学会理事长　吴欣娟

2019 年 5 月

前　言

　　神经系统是人体最精细、结构和功能最复杂的系统。神经系统疾病具有起病急、病情重、症状广的特点，是导致人类死亡和残疾的主要原因之一。近年来随着社会不断发展以及人们生活方式的改变，神经疾病谱也发生了相应的变化，一些老年性疾病日益增多，脑卒中等脑血管疾病的发病率呈年轻化趋势，不仅严重危害人们的健康和生活质量，还给社会及家庭带来了沉重的经济负担。

　　"科普不仅能够预防疾病的发生，而且很多已经发生的疾病也能够通过科普更好地预后"，中国医师协会医学科学普及分会会长郭树彬这样形容健康科普。为全面提高人民群众的健康水平，做到早预防、早诊断、早治疗、早康复，我们受河南省护理学会的委托，编写了跟我学护理丛书之一《科普助力脑健康》。本书编写历时两年，汇集各位专家多年的临床实践经验，凝聚了所有编者的心血和智慧，突出了神经专科疾病的特色，是一本能让人受益匪浅的科普读物。

　　本书采用通俗易懂的科普语言，穿插漫画、视频的形式，力求运用比拟的手法和微故事的形式，将晦涩难懂的专业术语通俗化地向读者说明和解答。全书共分为12个部分，包含了神经基本知识、脑血管疾病、中枢神经系统感染性疾病、运动障碍性疾病、阿尔茨海默病、癫痫、周围神经疾病、神经免疫性疾病、重症肌无力、眩晕与平衡障碍、睡眠障碍及神经外科疾病的症状、检查、治疗及护理。语言生动形象，内容深入浅出。适合神经相关专业医护人员了解掌握，更适合向广大患者及家属普及神经系统医学知识。希望本书能够对读者有所帮助。

　　由于编写水平的限制，文中难免出现疏漏和不妥之处，敬请广大读者提出宝贵意见，以便不断改进。

冯英璞

2020 年 6 月

目　录

一、神经系统基本知识

神经系统由中枢神经系统和周围神经系统两大部分组成,前者主管分析综合来自内外环境的信息,后者主管接受信息和传递神经冲动,两者相互配合,完成机体的统一协调活动,保持内环境的稳定和外环境的适应。

1. 神经系统包括哪几部分?

说起神经,很多人会和精神病联系到一起。精神病常常表现为感情、意志、动作等不受控制而有自杀、攻击、伤害人的行为,是精神受到刺激产生一系列精神行为异常症状的一种疾病。神经和精神经常被大家混为一谈,其实这是两种不同的疾病。神经系统是人体最精细、结构和功能最复杂的系统,且与全身其他各个系统相依相伴。按照解剖结构,神经系统分为中枢神经系统和周围神经系统两部分,前者主管分析综合内外环境传来的信息并做出反应,后者主管传递神经冲动。按照功能,神经系统分为躯体神经系统和自主神经系统,前者负责调整人体适应外界环境,后者负责稳定内环境。神经系统在人类长期的进化发展过程中,使人能被动地适应外界环境的变化,而且能主动地认识客观世界,改造客观世界。

2. 中枢神经系统包括哪些部分?

一看到"中枢"二字,大家会联想到"枢纽"的含义。没错,中枢神经系统就是在人体中起到关键、主导作用的部分,是人体的生命中枢。中枢神经系统包括位于颅腔内的脑和位于椎管内的脊髓。脑分为大脑、间脑、端脑、脑干及小脑部分。脊髓是含有神经细胞的上下传导束,其作用是接受全身各处的传入信息,经它整合加工后传出,或者储存在中枢神经系统内成为学习、记忆的神经基础,因而脊髓是人类的思维活动的重要器官。中枢神经系统如果受到损害,会直接给人的生命造成威胁。

3. 周围神经系统包括哪些部分?

若是把中枢神经系统比作信号塔,那么周围神经就如同信号传播中的基站。周围神经系统是由神经纤维和中枢神经外的神经细胞组成。周围神经是指脊髓及脑干软脑膜以外的所有神经结构,即除嗅、视神经以外的所有脑神经和脊神经。从解剖学上,常将其分为三部分:脑神经、脊神经和自主神经。其中与脑相连的部分为脑神经,与脊髓相连的为脊神经。另根据分布对象的不同,分布于体表、骨、关节和骨骼肌的为躯体神经,分布于内脏、血管、平滑肌和腺体的为内脏神经。其功能将外周感受器和中枢神经系统连起来。周围神经的损伤会直接导致其支配器官的正常工作受到影响。

大脑是什么?

4. 你知道脑子长啥样吗? 有哪些结构和功能?

生活中,经常有人会这样说,"我最近脑子不好使""怎么不动动脑子""这孩子脑袋瓜真机灵"。那么,我们常说的脑子是什么呢? 其实,我们常说的"脑子"就是临床上所说的大脑,它长得极像核桃,是中枢神经系统最重要的部位,成人脑的平均重量约 1 400 克。犹如一座房子,由 5 个房间组成,5个房间的名字分别是:额叶、顶叶、颞叶、枕叶及岛叶,其中岛叶如同一间密室,位于大脑的深部。

这 5 个脑叶分工明确,维持着人体正常的生活工作,若是某个脑叶出现问题,就会出现相应的症状。如额叶损害主要表现为随意运动障碍、局限性癫痫、运动性失语、认知功能障碍等;顶叶损害主要表现为皮质型感觉障碍、失读、失用等;颞叶损害主要表现为精神症状、感觉性失语、精神运动性癫痫等;枕叶损害主要表现为视野受损、皮质盲等。此外,大脑半球深部基底核的损害,可以出现肌张力改变、运动异常及不自主运动等症状。

我们所有的思维活动都在这里加工形成,比如计划性的工作、学习、玩游戏、饮食等,并且全身的肢体活动都是由大脑支配的。当大脑出现病变时(如脑梗死、脑出血等),我们的大脑就无法再支配肢体活动,就会出现偏瘫、言语不利、吞咽困难、复视、记忆力下降等,并增加老年痴呆的风险。大脑不仅仅是我们印象中思考问题的地方,还是运动、饮食、言语等人体功能的指挥中心。

我们了解了大脑的结构和功能,知道了大脑的重要性,日常生活中一定注意保护大脑。如果出现以上症状,应及时就诊,尽早挽救我们的"指挥中心"。

小脑是什么?

5. 小脑的作用有多大?

大脑指挥着机体的活动,但是过强或过弱的活动都会给我们的生活带来麻烦,这时候,小脑的作用就出现了。小脑犹如一个天平,维持着身体的平衡,控制肌肉的张力和协调。小脑位于颅后窝,主要维持躯体平衡,控制姿势和步态,调节肌张力和协调随意运动的准确性。小脑病变时会出现共济失调,躯干不能保持直立姿势,站立不稳、向前或向后倾倒即闭目难立征阳性;行走时两脚分开、步态蹒跚、左右摇晃,呈醉酒步态;指鼻试验、跟膝胫试验、轮替试验笨拙等,有时可出现小脑性语言和辨距不良。小脑和大脑对我们人体起着同样重要的作用,看似简单的摔倒、身体前倾后仰,若真的是小脑病变发生,会给人体造成极大的损害!

6.脊髓是干什么的？损伤后有哪些障碍？

大脑和小脑犹如人体的信号塔,信号发出去,想要传送到各个组织需要传送设备,脊髓就是人体的传送设备。脊髓是连接中枢神经和外周神经的通道,是把大脑的命令传递到人身体各个部分的关键环节。脊髓的损伤,往往出现运动、感觉、共济的障碍,还可引起大小便的异常。具体如下:①脊髓横贯性损伤常有受损部位以下的运动、感觉及括约肌三大功能障碍,呈完全的或不完全的截瘫或四肢瘫、传导束型感觉障碍和大小便功能障碍。可根据感觉障碍的最高平面、运动障碍、深浅反射的改变和自主神经功能的障碍,大致确定脊髓损害的范围。②脊髓的单侧损害,可出现脊髓半切综合征,表现为病变平面以下对侧痛、温觉减退或丧失,同侧上运动神经元性瘫痪和深感觉减退或丧失。③脊髓的部分性损害可仅有锥体束和前角损害症状如肌萎缩侧索硬化症;亦可仅有锥体束及后索损害症状如亚急性脊髓联合变性;或可因后角、前联合受损仅出现节段性痛觉和温度觉障碍,但轻触觉保留,呈分离性感觉障碍,如脊髓空洞症。只有"信号塔"和"传送设备"正常运行,保证信息准确传输,大脑、小脑、延髓才能够正常工作,保持机体的正常活动。

7.大脑由哪些神经调节？

大脑是由脑神经调节的。脑神经是从脑发出的左右成对的神经,控制和调节各个器官、系统的活动,使人体成为一个统一协调的整体,并通过神经系统的分析和综合,使机体对环境变化的刺激做出相应的反应。与脑相连的神经共有12对,包括嗅神经、视神经、动眼神经、滑车神经、三叉神经、展神经、面神经、位听神经、舌咽神经、迷走神经、副神经、舌下神经,它们与嗅觉、视觉、听觉、味觉、眼部活动、面部感觉、面部活动、吞咽功能相关。当出现受损后则出现相应部位的功能障碍。最常见的,如面神经受损面瘫,表现为口角歪斜,眼睑闭合障碍,味觉减退等。各个肢体和脏器的运动都需要靠神经调节来完成。

8.神经系统疾病有哪些？

说起神经系统疾病,我们会想到神经内科常见的脑血栓、脑出血等。其实,神经系统的疾病不仅仅包括我们狭隘意义上的脑血管病。中枢神经系统、周围神经系统及自主神经系统等病变也属于神经系统疾病。神经系统疾病是指神经系统和骨骼肌因感染、血管病变、肿瘤、外伤、中毒、免疫障碍、遗传因素、先天发育异常和代谢障碍等所致的疾病。例如脑梗死、脑出血、老年痴呆、脑炎、帕金森病、重症肌无力、肌肉病、睡眠障碍、面神经炎等。全面了解神经系统的疾病范围,更加有益于我们准确就诊。

9. 神经系统疾病有哪些症状?

神经系统疾病通常来得猝不及防,若不能准确识别神经系统疾病,延误治疗时间,将会对治疗结果产生巨大影响。准确判断出神经系统疾病的症状,缩短就医时间,能够最大限度地降低疾病带来的不良后果。神经系统疾病常见的症状有哪些呢?神经系统疾病主要的临床表现有运动障碍、感觉障碍、言语障碍、意识障碍,患者可有头痛头晕、肢体麻木无力、言语不清,甚至失语、口角歪斜、记忆力下降等,如果出现上述症状之一,就要高度怀疑神经系统出现问题,应立刻就医,以免延误时机,造成神经系统不可逆的损伤。及时救治可以最大限度地挽回受损的脑组织,降低或者消除疾病带来的后遗症,提高患者的生活质量。

10. 什么是感觉障碍?

感觉是人脑对直接作用于感觉器官的客观事物的个别属性的反映。如我们感受到一定的温度,闻到某种气味,看到某种颜色,听到某种声音等,同时感觉也反映机体内部的刺激,我们感觉到身体的姿势和运动,感受到内部器官的工作状况如舒适、疼痛等。感觉障碍在神经科临床上并不多见,主要有以下几种:感觉过敏、感觉减退、感觉缺失、内感性不适及感觉倒错等。

11. 什么是记忆障碍?

在了解记忆障碍之前,我们需要简单介绍一下有关记忆的知识。记忆是既往事物经验的重现。既往事物经验包括感知过的映象、思考过的问题、体验过的情绪与练习过的动作等。心理学上一般将记忆分为识记、保持、再认和回忆4个部分。即记住、不忘、认得和回想起来。四者相互联系,密切配合。识记是当时感知的事物在人脑中留下痕迹的过程。反复感知或对个体有意义的事物容易识记;不同感官的识记效果也不一致,如"百闻不如一见"就说明看到的比听到的更容易记住。正常人的记忆根据保持的时间可分为瞬间记忆(30秒以内),短时记忆(30秒至数周)和长时记忆。一般认为,意识障碍造成的遗忘多与损害了瞬间记忆有关,痴呆的记忆障碍首先损害的是短时记忆。

记忆障碍可以在识记、保存、再认和回忆不同部分发生,但一般都同时受损,只是严重程度不同而已,临床上常见的记忆障碍有记忆增强、记忆减退、遗忘、错构、虚构。

记忆增强:是病理性的记忆增强,表现为对病前不能够且不重要的事都能回忆起来,甚至包括细节。主要见于躁狂发作和偏执状态。

记忆减退:是指记忆的4个基本过程普遍减退,轻者表现为回忆的减弱,如记不住刚见过面的人,严重时远记忆力也减退,如回忆不起个人经历等。多见于神经症、脑器质性精神障碍,也可见于正常老年人。

遗忘:是记忆痕迹在大脑中的丧失。表现为对既往感知过的事物不能回忆。在遗忘中,受过脑震荡、脑挫裂伤的患者对他受伤后的一段时间内所经历的事不能回忆,称为顺行性遗忘;有的患者回忆不起疾病发生前某一阶段内的事件,称逆行性遗忘,多见于脑卒中后。进行性遗忘是指记忆的丧失随着病情的发展而发展,常见于老年痴呆。当遇到沉重的精神创伤后还会出现心因性遗忘,遗忘的内容只限于与患者痛苦体验有关的事情。

12. 什么是运动障碍?

说起运动,我们都耳熟能详的一句话就是"生命在于运动"。运动不仅可以强身健体,还可以降低慢性疾病的风险,可以健脑,改善记忆力。运动是一种涉及体力和技巧且有一套规则或习惯所约束的行为活动。适当的活动对人是有益处的,如果运动方面出现了问题,就会出现运动障碍。运动障碍是一组以随意运动迟缓、不自主运动、肌张力异常、姿势步态障碍等运动症状为主要表现的神经系统疾病。大多数与基底核病变有关,基底核是大脑皮质下的一组灰质核团,其对运动功能的调节主要通过大脑皮质—基底核—丘脑—大脑皮质环路间的联系实现。运动障碍具有明显的运动行为症状,例如我们看到一个面部表情缺乏、动作迟缓、慌张步态、静止性震颤的患者,便会想到帕金森病;手足徐动症表现为稀奇古怪的面部表情、手及头部不停地扭动及姿势变换莫测等。

13. 什么是意识障碍?

我们的大脑是世界上目前最高效的中央处理器。人的大脑、小脑、丘脑、下丘脑、基底核等,将视觉、听觉、触觉、嗅觉、味觉等各种感觉信息发送至大脑联络区,使大脑产生知觉,形成人的意识。也就是说:意识是中枢神经系统对人体内外刺激的应答能力,是人对周围环境及自身状态的识别和觉察能力。若大脑功能受损,对内、外环境中刺激做出有意义的应答能力减退或消失,就会导致不同程度的意识障碍,严重时称为昏迷或意识丧失。临床上所说的意识障碍通常是指持续时间较长的意识障碍,常见的有以下几类:

(1)嗜睡:为意识障碍的早期表现,患者经常入睡,能被唤醒,醒来后意识基本正常,可出现反应迟钝或轻度定向障碍,例如:患者不知身在何处、不知道发生了什么事情等。

（2）意识模糊：患者的时间、空间及人物定向明显障碍，思维不连贯，常答非所问，可出现错觉、烦躁等症状。

（3）昏睡：患者处于较深睡眠，不能被唤醒，不能对答，对伤害性刺激如针刺、压迫眶上神经等引起强烈疼痛的刺激有反应或有躲避动作。

（4）昏迷：患者不能被唤醒且对疼痛刺激也无反应，常伴有体温、脉搏、呼吸、血压等生命体征的异常改变。

14. 什么是神经衰弱？有哪些特征？

神经衰弱是一种以脑和躯体功能衰弱为主的神经症，以精神易兴奋却又易疲劳为主要特征，表现为紧张烦恼、易激惹等情感症状及肌肉紧张性疼痛和睡眠障碍等生理功能紊乱症状。这些症状不是继发于躯体或脑的疾病，也不属于其他任何精神障碍。多缓慢起病，就诊时往往已有数月的病程，并可查出导致长期精神紧张、疲劳的应激因素。

神经衰弱的特征可归纳为4种：脑力和体力易疲劳、精神易兴奋性、兴奋后易衰竭性、伴随性心理效能下降。兴奋时患者往往控制不住地频繁回忆和联想，感觉方面也变得敏感，常怕光、声刺激，甚至怕冷、怕热，一点刺激都难以忍受；多数患者又很快会感到脑力不够用，头晕脑胀，打不起精神，注意力不集中或不持久，记忆力下降，思考能力下降，体力不支等，经过休息或娱乐不能恢复；患者还总感到心情紧张，放松不下来，而且特别容易烦恼、激动或发脾气，出现轻度焦虑、抑郁或疑病观念。另外，患者往往会出现肌肉紧张性疼痛，自主神经功能紊乱，比如稍一紧张就头痛或肌肉酸痛，且伴有头晕眼花、耳鸣、心慌、胸闷、出汗、食欲不佳、消化不良、腹泻或便秘。女性患者可出现月经紊乱，男性患者则出现阳痿、遗精、早泄等。在睡眠方面，可出现各种睡眠障碍，如入睡困难，多梦，醒后感到不解乏或没有睡眠感等。

15. 用脑"过度"会引起神经衰弱吗？

神经衰弱与用脑过度并无关系。追溯神经衰弱患者的生活经历，就不难发现在所谓用脑"过度"背后，是长期的内心冲突、精神紧张或情绪不悦，正是这些不良的情绪体验和内心冲突，使得患者的大脑神经活动处于持续性的紧张状态，让患者常感到失眠严重、精力不足、情绪波动大等。不顺心的事情人人都有，却不是所有的人都会得神经衰弱。因而，神经衰弱的患者主要是内在因素在起作用。从性格特点上看，多数神经衰弱患者具有胆怯、自卑、敏感、依赖性强的性格，也有一部分患者具有过分争强好胜、自制力差的特点。

（冯英璞　成巧梅　葛运利　宋晓琳）

二、脑血管病疾病

脑血管疾病是一种以各种缺血性和出血性为病因的疾病,其临床上通常表现为急性神经功能缺损,如脑卒中(俗称"中风")、较少见的头痛或癫痫。

(一)了解脑血管

大脑的血管有哪些?

1. 大脑血管由哪些部分组成?

脑是人体极其重要的器官,相当于人体的"司令部",每时每刻发出无数指令,调控着我们的语言、运动、感觉、情感,这些需要消耗大量能量。虽然"司令部"很厉害,但是却没有储存氧及能量的能力,全部依赖血液供应,脑血管作为保障"司令部"能源供给的唯一通道,其重要性可想而知。

大脑血管主要由脑动脉系统和脑静脉系统组成。脑动脉系统为脑提供充满营养、水和氧的动脉血液,当脑动脉血内的营养和氧被脑组织吸收、利用后,通过毛细血管网,变成静脉血,通过脑静脉系统循环输出至心脏,从心脏运送到肺脏转变为动脉血循环至心脏,动脉血从心脏输出后再通过脑动脉系统进行脑部血液循环,保证"司令部"的正常工作。无论脑动脉系统还是脑静脉系统出问题,都可能影响大脑功能,出现言语、运动、感觉甚至意识等功能障碍。

2. 大脑的动脉系统由哪些部分组成?

如果将人的大脑比喻为田地,那么脑的动脉血管就是田地里的灌溉沟渠。沟渠要为不同的区域供水,以保证各块田地的丰收。如果某条沟渠堵了,那么就会有相应的田地干旱,秧苗就会缺水死亡,脑血管出现这种情况就会发生缺血性脑卒中;如果某条沟渠破了,那么就会导致相应的田地受淹,一旦脑血管出现这种情况,就会发生出血性脑卒中。

那么脑动脉具体有哪些呢?

脑动脉供血系统分为颈内动脉系统和椎基底动脉系统。双侧颈内动脉分出大脑前动脉和大脑中动脉,供应大脑半球前 3/5 部分的血液,我们称之为前循环。双侧椎动脉在脑桥尾端汇合成基底动脉,基底各自发出包括大脑后动脉在内的很多分支,供应脑干、小脑和大脑半球后 2/5 部分的血液,我们称之为后循环。两侧颈内动脉系统和基底动脉在大脑底部有前后交通动脉互联,形成一套完整的动脉网络,我们称之为 Willis 环。

从宏观来看,脑血管虽然构成网络,但各动脉系统的周边网络平时不一定完全开放。如果某一动脉发生急性闭塞,其他动脉来不及进行侧支循环的代偿,就会造成闭塞动脉分布区的缺血,其相应区域的脑组织就像失去灌溉的田地,会呈现缺血的症状。另外,脑深部的动脉分支均较细小,这些被称为深穿支的动脉多为终末动脉,侧支循环更少,因此这些区域的缺血性脑损害更为多见。

从微观上来说,脑动脉的管壁较相同口径的其他器官的动脉要薄。动脉壁通常可分为 3 层,中层为血管平滑肌。而脑小动脉几乎没有肌纤维,外层的弹力纤维也较少。所以脑动脉尤其是脑小动脉相对比较薄弱。当它们发生病理变化时,不仅管壁失去弹性,而且更加脆弱,这往往是缺血性脑卒中和出血性脑卒中的发病基础。

3. 大脑的静脉系统是如何工作的?

如果说脑动脉是大脑的灌溉系统,而脑静脉就是大脑的排水系统,对脑的血液起到了储存的作用,脑静脉系统最后回流入心脏,并带走代谢产物和二氧化碳。

脑静脉系统可分为浅静脉和深静脉两组,两组之间有吻合,但最终都是通过硬脑膜窦汇入颈内静脉。

浅静脉:大脑上静脉、大脑中浅静脉、大脑下静脉。

深静脉:大脑中深静脉、基底静脉、大脑内静脉、大脑大静脉。

脑静脉窦组成:上矢状窦、下矢状窦、岩上窦、岩下窦、海绵窦、直窦、侧窦(横窦、乙状窦)、窦汇。

4. 脑部血流是如何调节的?

成人大脑约重 1 400 克,占体重的 2%,然而脑部血流占心脏排出量的 12% ~15%,由此反映脑代谢率很高。静息时,脑的平均耗氧量占全身耗氧量的 20%。

正常情况下,大脑具有完善的维持脑部血流稳定的机制。这种调节机制主要通过脑血管阻力变化来完成,称为脑血管的自动调节功能。大脑的这个功能类似于"自动感应器",在一定的范围内可以自动调节,以维持脑部血流的稳定。这个"自动感应器"表现在颅内血流调节和颅外血流调节两个方面。

颅内血流调节:①局部脑代谢;②神经调节;③血管平滑肌调节;④大脑活动,如心理改变等。

颅外血流调节：①动脉血内二氧化碳分压；②动脉氧分压。

(二)脑卒中

关于脑卒中那些事

脑卒中为脑血管疾病的主要临床类型。包括缺血性脑卒中和出血性脑卒中，以突然发病，迅速出现局限性或弥散性脑功能缺损为共同临床特征。脑卒中是危害中老年人身体健康和生命的主要疾病之一，脑卒中也是单病种致残率最高的疾病。高发病率、高死亡率和高致残率给社会、家庭带来沉重的负担和痛苦。我们要正确认识脑卒中，有效预防、降低脑卒中带来的危害，提高患者生活质量。

缺血性脑卒中是指由于脑的供血动脉狭窄或闭塞、脑供血不足导致的脑组织坏死的总称。常见的有短暂性脑缺血发作及脑梗死。

出血性脑卒中常见的疾病有脑出血和蛛网膜下腔出血。脑出血俗称脑溢血，是指原发性非外伤性脑实质内出血，属于"脑中风"的一种，是中老年高血压患者常见的一种严重脑部并发症，患者常由高血压、情绪激动、劳累过度引起，也有先天血管发育不良，动脉瘤破裂出血。也可简单地理解为脑血管破裂，脱离了血流轨道，导致血液跑到血管以外的地方。脑出血多为急症，而且发病越来越年轻化，危险因素跟生活方式密切相关。脑出血在神经系统疾病中属于较重的一种，甚至危及生命，脑干出血仅仅5毫升就可能致命！致残致死率均较高，所以预防脑出血的发生尤为重要，调节好情绪，避免过度劳累，控制高血压，减少脑出血的诱发因素，均可降低脑出血的发生。

1.什么是短暂性脑缺血发作？

短暂性脑缺血发作(TIA)：局部脑或视网膜缺血引起的短暂性神经功能缺损，如偏瘫、失语、一过性眩晕、行走不稳等，通常在30分钟内完全恢复，临床症状一般不超过1小时，最长不超过24小时，无后遗症。TIA好发于34~65岁，65岁以上占25.3%，男性多于女性，发病突然，多在改变体位、活动过度、颈部突然转动或屈伸等情况下发病。

2.短暂性脑缺血发作有哪些临床表现？

短暂性脑缺血发作临床表现

每一种疾病都会反映到人体自身，通过相应的症状表现出来，那么短暂性脑缺血有什么样的表现呢？因为血管损伤部位不同，总体来说，短暂性脑缺血分为两类表现。

一类主要表现为视力、肢体和语言的变化：一过性黑蒙——眼前突然发黑，什么都看不见，5~19分钟完全恢复；看东西模模糊糊，就像是超高度近视看到的景象；或者出现复视，就是将一个物体看成了两个；肢体则表现为一侧肢体轻度偏瘫；语言方面，丧失了口语或文字的表达和理解能力，表现为用简短或不完整的句子说话,以没有任何意义的方式说话或说出无法辨认的话,用一个词或声音代替另一个单词或声音,不明白别人在说什么,写没有任何意义的单词或句子。

另一类则表现为突然头晕、恶心、呕吐、听力下降、走路不稳、吞咽困难、语言不畅或跌倒。

短暂性脑缺血发病无先兆,一般历时 5～20 分钟,可反复发作,但一般在 24 小时内完全恢复,不留后遗症。

3. 短暂性脑缺血发作时其检查方法有哪些?

短暂性脑缺血发作之后,仅凭症状或者病史很难判断患者脑部血管和脑组织受损的情况,有些症状可能是"金玉其外,败絮其中",表面看起来风平浪静,其实内部暗藏风波。短暂性脑缺血发作的患者症状多在 1 小时内完全缓解,不遗留临床症状和体征,所以部分患者未引起重视,认为休息一下缓一会儿就好了,没有必要继续进行检查,但是由于短暂性脑缺血的患者发生脑梗死的概率明显增高,早期进行 CT 或磁共振检查能提示短暂性脑缺血患者的病因,排除与短暂性脑缺血表现相似的颅内病变,而 CT 血管成像和磁共振血管成像可以发现血管狭窄和闭塞。因此 CT 和磁共振对早期诊断和治疗短暂性脑缺血患者具有重要价值。如果遇到 CT 和磁共振都无法辨别的病灶,就应该选择全脑血管造影进行检查。同时还应做一些辅助检查如血常规、凝血功能、血液生化、心电图和胸部 X 线检查。

4. 短暂性脑缺血发作如何治疗?

短暂性脑缺血一般选择内科药物治疗,治疗常用的药物有以下几种。

(1)抗血小板治疗:非心源性栓塞性 TIA 推荐抗血小板治疗,一般单独使用阿司匹林(50～325 毫克/天)或氯吡格雷(75 毫克/天)。

(2)抗凝治疗:心源性栓塞 TIA 可采用抗凝治疗,主要包括肝素、低分子肝素和华法林。一般短期使用肝素后改为华法林口服抗凝治疗,华法林用药量根据国际标准化比值结果进行调整。

(3)溶栓治疗:静脉溶栓治疗是通过静脉注射一种溶栓药物,让堵塞血管内的血栓溶开。一般在急性发病(最早出现症状的时间算起)4.5 小时内进行,阿替普酶静脉溶栓是血管再通的首选方法。

5. 什么是脑梗死?

患者李某,男,50 岁,身高 165 厘米,体重 80 千克,以"言语不利伴右侧肢体无力 3 天,加重一天"为代主诉入院,2 个月前曾有突发右侧肢体无力,约 10 分钟后自行缓解,因忙于工作未重视,既往有糖尿病,血糖控制不稳定,每天吸烟20根,每周饮酒约3次,每次约250毫升,父亲患有糖尿病,死于脑梗死,哥哥患有糖尿病,小妹患有糖尿病。入院诊断为:急性脑梗死。

脑梗死顾名思义就是脑部血管阻塞,导致脑细胞死亡,是不可逆的过程。脑梗死又称缺血性卒中,是指各种原因所致脑部血液供应障碍,导致局部脑组织缺血、缺氧性坏死,而出现相应神经功能缺损的一类临床综合征。依据局部脑组织发生缺血坏死的机制可将脑梗死分为:脑血栓形成,脑栓塞和腔隙性脑梗塞。脑血栓形成是起始,脑梗死是终点。

6. 脑血栓、脑栓塞和腔隙性脑梗塞有哪些区别?

(1)脑血栓形成是脑梗死常见的类型,动脉粥样硬化是本病的根本原因,因此脑血栓形成临床上主要与大动脉粥样硬化性脑梗死相关。脑栓塞是指各种栓子随血流进入颅内动脉使血管腔急性闭塞或严重狭窄,引起相应供血区脑组织发生缺血坏死及功能障碍的一组临床综合征,约占全部脑梗死的1/3。腔隙性脑梗死是指大脑半球或脑干深部的小穿通动脉,在长期高血压等危险因素基础上,血管壁发生病变,最终管腔闭塞,导致动脉供血区脑组织发生缺血性坏死,从而出现相应神经功能缺损的一类临床综合征。

(2)单从名字来看,脑血栓、脑栓塞和腔隙性脑梗塞,这些名词大同小异,都是脑血管血流不通,实际上,这些疾病的病因和预后"失之毫厘,差之千里"。脑血栓是脑血管内形成的血栓堵住了血管,其血管本身存在粥样硬化和斑块的情况,当血流缓慢、血压偏低时就可能发生脑血栓。因此,脑动脉粥样硬化、血液黏稠是脑血栓的重要危险因素,脑血栓起病较缓慢,从开始发病到病情严重通常需要数十个小时甚至数天,而且常发生于睡眠或安静休息时。

脑血栓患者的治疗应以溶栓、降纤维蛋白、抗血小板凝集等为主,就像把道路上的泥沙石头全部清掉,让道路变得通畅,而且救治越及时越好,不宜超过6小时,否则致残风险较高。

脑栓塞和脑血栓有一定的相似性,都是血栓堵住了脑部血管。但与脑血栓不同的是,脑栓塞的血栓通常不是脑血管本身形成的,而是从其他地方随血流进入脑血管的。比如,患有深静脉血栓的人,如果血栓脱落,就可能导致血栓随血液流动进入大脑血管,引发脑栓塞;又比如,房颤患者的心脏内常有血栓,若血栓脱落,也可能进入大脑血管引起脑栓塞。由于脑栓塞是血栓脱落后突然堵住血管,所以起病也比较急,但通常没有头痛、呕吐的症状。其治疗方式与脑血栓类似。

腔隙性脑梗是指大脑半球或脑深部的小动脉,在长期高血压的基础上,血管壁发生病变,导致管腔闭塞,形成小的梗死灶。因为发生闭塞的血管较小,病灶较小,所以一般危害较小。本病主要病因是高血压、动脉硬化、糖尿病、栓子等。

7. 脑梗死有哪些临床表现?

急性缺血性脑梗死患者常在安静或睡眠中发病。患者一般意识清楚,当发生基底动脉血栓或大面积脑梗死时可出现意识障碍,甚至危及生命。患者的表现取决于梗死灶的大小和部位,下面让我们来了解一下不同部位的闭塞机体都会出现哪些表现。

(1)颈内动脉闭塞的表现:颈内动脉闭塞常发生在颈内动脉分叉后,慢性血管闭塞可无症状,症状性闭塞可出现单眼一过性黑蒙,偶见永久性失明。

(2)大脑中动脉闭塞的表现:出现三偏症状,即病灶对侧偏瘫、偏身感觉障碍、偏盲。

(3)大脑前动脉闭塞的表现:截瘫、二便失禁、意识缺失、运动型失语综合征、淡漠、反应迟钝、额叶人格改变等。

(4)大脑后动脉闭塞的表现:失读、命名性失语、失认、记忆受损、不能识别熟悉的面容、意向性震颤、小脑共济失调等。

(5)椎-基底动脉闭塞的表现:基底动脉或双侧椎动脉闭塞是危及生命的严重脑血管事件,引起脑干梗死,出现眩晕、呕吐、四肢瘫痪、共济失调、肺水肿、消化道出血、昏迷和高热等。

8. 脑梗死患者应做哪些检查?

脑梗死患者发病后应尽快进行 CT 检查,对排除脑出血至关重要。头颅 CT 是最方便、快捷和常用的影像学检查手段,缺点是对脑干或小脑部位病灶及较小梗死灶分辨率低,而磁共振可清晰显示早期缺血性梗死、脑干或小脑梗死、静脉窦血栓形成等。同时应做血常规、凝血功能、血液生化、心电图和胸部 X 线等辅助检查来筛查危险因素。

磁共振血管造影(magnetic resonance angiography,MRA)是脑血管疾病无创检查的一种,一般不需要造影剂,特殊情况(核磁共振脑血管成像)下才使用造影剂,但是分辨率较低,可以评估血管管径。

CT 血管造影(computed tomography angiography,CTA)也是一种无创的方法,但需要注射含碘的造影剂,在做 CTA 前需要了解肾功能情况(造影剂通过肾排泄)。本检查可以快速完成,分辨率较 MRA 有所提高,可以评估迂曲血管。

数字减影血管造影(digital subtraction angiography,DSA)分辨率最高,是诊断脑血管疾病的"金标准"。缺点是需要进行动脉插管,需要使用造影剂,需要了解肾功能,属于微创手术,费用较高。

9. 所有脑梗死患者都必须做 CT、磁共振和 DSA 吗?

突发脑血管疾病的时候,CT 是首选检查,能立即分辨出脑卒中的性质、部位及大小。对于出血性脑卒中,CT 检查能迅速识别,有利于尽早治疗,最大限度地降低疾病带来的损失。对于缺血性脑卒中,磁共振更具有优势,能识别出梗死的部位,梗死的大小及梗死后能挽回的区域。但是,对于脑部血管存在的病变,CT 和磁共振都无法辨别清楚,为了明确诊断,需要进一步行 DSA 检查。DSA 全称全脑血管造影术,是确诊脑血管病的"金标准",是在 X 线下动脉内使用显影剂(造影剂)使血管显影。这种技术通过数字化处理,把不需要的软组织、骨头等组织影像删除掉,只保留血管影像。其特点是图像清晰、分辨率高,为脑血管疾病的诊断及介入治疗提供了真实的立体图像。而在做脑血管造影时,首先,就像输液需先扎上静脉留置针建立静脉通道一样,脑血管造影需要在股动脉或者桡动脉(一般选择右侧)放置动脉鞘,建立动脉通道,然后通过动脉鞘,将导丝送达脑血管,随后再将空心导管自动脉鞘外沿导丝穿进血管内,这样就可以通过导管注入显影剂(造影剂);显影剂(造影剂)在 X 线下可以显影,通过电子计算机辅助成像技术就能将脑血管清楚地呈现出来了。

MRA、CTA 及 DSA 成像见图 1。

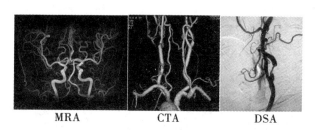

| MRA | CTA | DSA |

图 1　MRA、CTA、DSA 成像图

哪些患者需要做脑血管造影呢?

(1)寻找脑出血或脑梗死原因。

(2)查找颅内肿瘤、颅内血肿等,了解肿瘤血供及与血管关系。

(3)怀疑有静脉性脑血管病者。

(4)手术后观察脑血管循环状态,头面部及颅内血管性或肿瘤性疾病治疗后复查。

10. 脑梗死如何治疗?

治疗原则:在发病后应明白"时间就是大脑",力争发病后根据患者年龄、脑卒中的类型、病情的严重程度,尽早选择最佳治疗方案,可在采取针对治疗的同时,进行支持疗法、对症治疗和早期康复治疗,对脑卒中危险因素及时采取预防性干预。

(1)药物治疗:包括超早期的溶栓治疗、抗血小板治疗、抗凝治疗、血管内治疗、细胞保护治疗和外科治疗。静脉溶栓治疗是通过静脉注射一种溶栓药物,让堵塞血管内的血栓溶开。一般在急性发病(最早出现症状的时间算起)4.5小时内进行,阿替普酶静脉溶栓是血管再通的首选方法。

(2)介入治疗:血管内介入治疗一般称为动脉取栓治疗,是用取栓支架把堵在血管里的血栓取出来。在急性发病6~24小时内进行,包括血管内机械取栓、动脉溶栓、血管成形术。

11. 什么是取栓治疗?

我们大脑的血管就像血液流通的道路,如果平时不注意保养的话,用的时间久了道路很容易会出现塌方,造成道路堵塞,血液流通不畅,甚至血液无法往下流动,我们的大脑中有很多血管,就相当于有很多条道路,如果平时不管理好一些危险因素,大脑中就会出现血管堵塞,如果出现血管堵塞了,我们该怎么办呢? 这个时候就需要把堵塞物清除,让道路畅通,这就是我们所说的取栓治疗,取栓治疗是用取栓支架把堵在血管里的血栓取出来(图2)。取栓支架是一种可回收支架装置,医生将该装置放到堵塞血管的血栓部位,就会牢牢包裹抓起血栓,之后回撤支架就可将血栓取出体外。这相当于道路塌方事故后出现交通堵塞,需要用工具、机械把塌方泥土、石块清理走,将路面恢复,道路交通也就恢复正常。

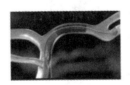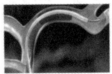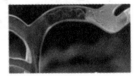

图2　血管内机械取栓

12. 什么是支架置入?

对于脑动脉粥样硬化性狭窄,吃药、打针、输液能起到一定的延缓进展和使斑块稳定的作用,但难以使狭窄的程度明显减轻。血管内支架治疗以其肯定的临床疗效在国内迅速开展。专家指出:并非所有的颅内动脉血管狭窄患者都需要血管内支架治疗。对于是否实施支架治疗,医生会根据脑血管狭窄患者的脑血流情况、病情特点,衡量支架治疗对患者的好处与风险,综合分析,做出判断。对有症状的中度脑血管狭窄患者应首选正规药物治疗,若药物治疗无效,再考虑血管内支架治疗。对于从未出现过缺血性症状的脑动脉狭窄,无论轻度、中度还是重度狭窄,都不宜采用支架治疗,而应该采用药物治疗。

13. 支架置入术后,需要长期服药吗?

一般动脉支架植入术后,必须要服用两种抗血小板药物(简称双抗)和降血脂药物,半年后根据情况可以将双抗减为单抗(单一抗血小板药物)。需要阿司匹林配合他汀类药物长期服用,氯吡格雷一般用 3 到 6 个月,根据血管情况和患者的凝血功能情况决定。

阿司匹林的不良反应:①较常见的有恶心、呕吐、上腹部不适或疼痛等胃肠道反应。②较少见或罕见的有胃肠道出血或溃疡、支气管痉挛性过敏反应、皮肤过敏反应、血尿、眩晕和肝脏损害。

氯吡格雷的不良反应:主要不良反应为出血(严重出血事件的发生率为1.4%)、胃肠道不适、皮疹、头痛、眩晕、头昏和感觉异常,少数患者有过敏反应,表现为荨麻疹、瘙痒。

阿司匹林和氯吡格雷均为抗血小板药物,共同的不良反应是出血。一方面抗血小板药抑制血小板聚集,血小板是初期止血作用所必需的;另一方面它又是动脉血栓形成的启动物,因此要严格控制用药剂量。

他汀类药物最常见的不良反应就是肝脏的不良反应,进行他汀类药物治疗后,须定期复查肝功能。

14. 支架置入后会脱落吗?

有的患者认为做完支架就不能运动了,担心支架在血管里会移位,或者掉出来,其实这种担心是大可不必的。因为在置入支架前医生会测量置入支架的血管直径及狭窄长度,选择与血管大小最合适的支架,支架置入过程中,通过球囊扩张使支架与血管壁紧紧贴牢,不会脱落。

另外支架一旦置入,由于血管自己的修复功能,1 个月以后会在支架内再长一层内膜,将支架包在血管壁里面,根本不会脱落。一般 4 周以后,支架就会慢慢和血管长在一起,成为一体。活动是不会对支架有影响的,更不会让支架在血管里跑来跑去。即使进行适度的运动,也不会发生脱落或者移位。

15. 什么是高血压脑出血?

高血压脑出血是脑内细小动脉在长期高血压作用下发生慢性病变破裂所致,最常见原因是高血压合并细小动脉硬化。长期高血压可使脑细小动

脑出血科
普小课堂

脉发生玻璃样变性、纤维素样坏死,在此基础上血压骤然升高时易导致血管破裂出血。

分享一个案例:患者王某,男,62岁,身高172厘米,体重75千克,脾气暴躁易激动,早上与家人发生争吵后出现头痛呕吐伴左侧肢体无力。既往史:有糖尿病、高血压,血糖血压控制基本稳定。饮酒史:一周约4次,一次约150～300毫升,吸烟史20年,戒烟8年。家族史:母亲有高血压糖尿病,死因不详,父亲有高血压,死于脑出血。入院后给予头颅CT及核磁共振检查,诊断:脑出血。

16. 脑出血有哪些临床表现?

脑出血发病多见于50岁以上患者,男性多于女性,寒冷季节发病率高,多有高血压病史,多在情绪激动或者活动中突然发病。当突然出现以下症状时,要立即警惕脑出血的发生。

(1)突然出现运动和言语障碍:以偏瘫较为多见,言语障碍表现为不能讲话和言语含糊不清。

(2)呕吐:约一半的患者发生呕吐,可能与脑出血时颅内压增高、眩晕发作、脑膜受到血液刺激有关。

(3)意识障碍或抽搐:表现为嗜睡或昏迷,有些患者甚至出现抽搐。

(4)眼部症状:双眼向一侧凝视、双眼视力丧失或模糊。

(5)既往少见的剧烈头痛、头晕。

我们要正确识别脑出血,出现症状立即就医,最大限度地降低脑出血造成的损失。

17. 脑出血患者应做哪些检查?

头颅CT检查是诊断脑出血的首选方法,可清楚显示出血部位、出血量大小、血肿形态、是否破入脑室及周围有无水肿等。MRI和MRA检查对发现结构异常,明确脑出血的病因很有帮助,其他检查包括血常规、凝血功能、血液生化、心电图和胸部X线。

18. 脑出血的治疗方法有哪些?

(1)内科治疗:一般卧床休息2～4周,保持安静,避免情绪激动和血压升高引起再出血。脑出血最常见的症状就是颅内压升高,可导致脑疝,危及生命。治疗脑出血首要任务是及时脱水降颅压,脱水降颅压药物包括甘露醇、甘油果糖、速尿等。在脱水降颅压的基础上,注意调整血压,防止再出血。防止再出血的药物有6-氨基己酸、维生素K、鱼精蛋白等。

(2)外科治疗:严重脑出血危及患者生命时,内科治疗通常无效,外科手术治疗则有可能挽救生命。主要手术方法包括去骨瓣减压术、小骨窗开颅血肿清除术、钻孔血肿抽吸术和脑室穿刺引流术等，也可根据病情选择介入手术。

（3）康复治疗：脑出血后，只要生命体征平稳、病情不再进展，宜尽早行康复治疗，恢复患者神经功能，提高生活质量。

19. 突发"脑出血"后我们该如何护理患者？

有时候，当我们遇到突发病，会手忙脚乱、束手无策，延误了治疗的最佳时机，造成不可挽回的损失，突发病的抢救工作就是和时间赛跑。我们来了解一下遇到突发脑出血的处理方法。

首先立即拨打120急救电话，在脑出血的最初几分钟，对生命至关重要。在救护车来到之前，若患者鼾声明显，提示其气道被下坠的舌根堵住，此时采取措施保持呼吸通畅非常关键，应解开领口纽扣、领带、裤带，如有假牙也应取出，头偏向一侧，防止痰液或呕吐物回流吸入气管造成窒息。如果呕吐，及时用毛巾擦去患者的呕吐物；如果患者清醒，要注意安慰患者，缓解其紧张情绪。患者大小便失禁时，应就地处理，不可随意移动患者身体，以防脑出血加重。在患者送往医院的途中，车辆应尽量平稳行驶，以减少颠簸震动；同时将患者头部稍稍抬高20°~30°，并随时注意病情变化。在没有医生明确诊断之前，切勿擅自给患者服药。

20. 什么是蛛网膜下腔出血？

蛛网膜下腔出血是颅内血管破裂，血液流入蛛网膜下腔，称之为蛛网膜下腔出血。临床上将蛛网膜下腔出血分为外伤性（继发性）和非外伤性（原发性）两类。非外伤性蛛网膜下腔出血是一种常见且致死率极高的疾病，也称原发性蛛网膜下腔出血，病因主要是动脉瘤，约占全部病例的85%，也可见于血管畸形，约占10%。轻者可没有临床症状和体征，重者可突然昏迷甚至死亡。临床上最常见的症状为头痛、颈强直等，由于蛛网膜下腔出血来势凶猛，产生的后果不可估计，所以应尽可能早期识别蛛网膜下腔出血，早期诊治，切不可延误治疗的最佳时期。

21. 蛛网膜下腔出血有哪些症状？

蛛网膜下腔出血以中青年发病居多，起病突然，多数患者发病前有明显诱因（剧烈运动、过度疲劳、用力排便、情绪激动等）。主要症状为剧烈头痛。

案例：周末的晚上，张先生正在和朋友打麻将，这天他手气好，几乎每把都和，正在兴奋夸赞自己的战果时，突然，他大叫一声，晕倒在地。朋友立即拨打120，安全抵达医院后，张先生慢慢苏醒过来。据他描述，刚刚发生了

"有生以来最严重的头痛"。经过详细的检查,医生发现张先生脑子里长了脑动脉瘤,刚刚发生的一幕正是因为脑动脉瘤破裂出血导致的剧烈头痛。这种出血往往伴随有恶心、呕吐,脖子僵硬、疼痛且不能弯曲,单侧眼睑下垂,视物模糊、重影或畏光,感觉消失等症状。

22.蛛网膜下腔出血检查项目有哪些?

临床上对疑诊的蛛网膜下腔出血首选头颅 CT 平扫,出血早期敏感性高,可检出90%以上的蛛网膜下腔出血。同时结合核磁共振(MRI)和血管成像(CTA)及全脑血管造影术来进一步确诊。而 DSA 是诊断脑动脉瘤的"金标准"。

23.蛛网膜下腔出血如何治疗?

蛛网膜下腔出血的治疗方法如下。

(1)内科治疗:密切监测生命体征和神经系统体征的变化,保持呼吸道通畅,维持稳定的呼吸循环,绝对卧床休息4~6周。主要采用脱水剂降低颅内压,如甘露醇、呋塞米、甘油果糖或甘油氯化钠。血压高者可用降压药物。一般应将收缩压控制在160毫米汞柱以内。应用尼莫地平预防脑血管痉挛,6-氨基己酸、维生素 K 等药物进行止血。

(2)外科开颅手术:由动脉瘤引起的脑出血,手术方法通常将动脉瘤夹闭。外科开颅手术治疗方式就是用一个小夹子对动脉瘤颈直接夹闭(就像是用皮筋儿把一个充气后的气球进行捆扎)阻断血流,从而瘤体逐渐缩小,达到治愈的目的。

而介入微创治疗可以归纳为两种方法。一种是血管内栓塞术,它是利用金属弹簧圈对瘤体进行栓塞。打个比方,血管就像是一条道路,动脉瘤就像是路上的一个坑,我们用材料将坑填平,这个材料就是我们所说的弹簧圈。另一种是血流导向装置血管重建术,它不同于血管内栓塞术,这种是利用支架覆盖在载瘤动脉处,就像是对坑洼不平的路面进行重新翻修。介入治疗方法创伤小、恢复快、并发症少,是目前国际上用于治疗脑动脉瘤的常用方法之一。

(三)烟雾病

什么是烟雾病?

1.什么是烟雾病?

宝宝的出生,给每个家庭带来了喜悦和欢呼,成了家庭的聚焦点,宝宝的健康成长更是父母最大的心愿!但非事事顺心,成长路上难免有疾病的发生。正如这对怀里抱着他们2岁零3个月宝宝的来自南阳的夫妇,到底发生了什么,让这对年轻的小夫妻脸上充满了焦急与期盼?原来,他们的宝宝比起同龄的孩子有些异样,不会叫爸爸妈妈,走路不稳等。经过医院诊断,孩子得了"烟雾病"。

这对小夫妻充满了疑惑,怀孕的时候没有抽烟呀?雾霾天的时候,也减少出门了。这哪来的"烟"和"雾"?到底什么是烟雾病?

烟雾病是一种原因不明、慢性进行性的脑血管闭塞性疾病,主要表现为单侧或双侧颈内动脉远端、大脑中动脉和大脑前动脉近端狭窄或闭塞,同时伴脑底部和软脑膜烟雾状细小血管的形成。由于这种颅底异常血管网在脑血管造影图像上形似"烟雾",所以称之为"烟雾病"。

2. 烟雾病的临床症状有哪些?

烟雾病的
临床症状
有哪些?

烟雾病是一种慢性进展性疾病,起初症状不明显,很多患者因此耽误了最佳治疗时机。如何能够早期识别烟雾病?我们一起来了解一下。烟雾病的临床表现分为脑出血和脑缺血两种,当有的患者因情绪紧张、哭泣、剧烈运动或进食热辣食物时诱发出现短暂性的手脚麻木、无力并且反复发作,甚至逐渐肢体偏瘫、失语或智力减退等,这就是脑缺血的症状。那么,为什么会发生脑缺血呢?起初,血管闭塞引起大脑很轻微的供血不足(可能感知不到、没有症状),大脑启动自身的修复机制,在颅内生出很多代偿血管。这种新生血管不是正常的血管——细小而脆弱。当疾病继续进展,这些新生血管也不够用时,就会出现脑缺血症状,进而脑梗死。打个比方,我们的大脑就像地里的庄稼,脑血管里充满的血液就像灌溉庄稼的水。如果血管堵塞了,"庄稼"就会缺水,脑子就会缺血,"庄稼"逐渐枯萎发黄(脑缺血),如果不及时解决"庄稼"缺水问题,就会导致"庄稼"慢慢枯死(脑梗死),这就是烟雾病引起脑缺血和脑梗死的原因。

当这些形似烟雾状的脆弱血管,长期工作负荷大,血流量多,就容易破裂出血。此类出血发病急,患者往往表现为头痛、呕吐、意识障碍或伴有偏瘫。形象地说:如果大脑缺血,就像庄稼缺水。我们不想办法尽快解决庄稼缺水,脑子缺血的问题,时间长了,庄稼就会旱死,大脑就会发生脑梗死。但是我们的脑子很"聪明",大血管堵塞了,它会自动生成一些"烟雾状血管"(代偿性血管增生)。但是这些烟雾状血管毕竟不是原始正常的血管,管壁很薄,容易破裂出血,一旦破裂出血(脑出血),就会引起脑子里的"洪涝灾害",影响神经功能。所以烟雾病既可引起脑缺血(旱灾),又可引起脑出血(涝灾)。

烟雾病的
治疗方法

3. 烟雾病如何诊断与治疗?

提起烟雾病,很多人一脸茫然。为什么这样说?因为它的发病原因尚不清楚,可能是由于脑动脉先天发育不良或由变态反应性炎症所致。此病在东亚国家高发,且具有家族遗传性,发病年龄以儿童和青壮年多见,最小约为2岁,15岁以下占发病人群的30%~45%,成人期发病年龄为45岁左右,以女性多见。在人生最美好的年纪遇到了这个像雾又像烟的魔鬼,受痛苦折磨的病人怎能不让人心痛?但是必须要树立战胜魔鬼的信心!如何发现魔鬼并和它进行搏斗呢?通常是通过头颅CT和核磁共振来发现,而DSA是诊断烟雾病和烟雾综合征的金标准,还可用于疾病分期和手术疗效评价。所以要进行全面专业的检查才能制定治疗方案。总的来说,治疗烟雾病的方法可以归纳为两种:首先是药物治疗,现在的用药只能是对症治疗,效果不好;其次是手术治疗,颅内外血管重建手术是烟雾病和烟雾综合征的主要治疗方法,也就是血管搭桥术。通俗地说,血管搭桥就是设法把头皮、肌肉、脑膜的血管引入大脑,使缺血的血管重新恢复供血,为周围的组织提供营养。打个比方,把大脑的血液比作河水,搭桥的血管比作水渠,通过修建的水渠将周围的小水流引入河道,为周围的庄稼提供充足的水分,保证其正常生长。到底要采取哪种治疗方法呢?目前为止,没有一种药物可以逆转烟雾病,让闭塞的血管重新开放。不论是出血型或缺血型的烟雾病,主流观点都越来越倾向于采取手术治疗,而且越早手术,效果越好。

4. 烟雾病出院后有哪些注意事项?

烟雾病的治疗原则是早发现、早诊断、早治疗。经过系统的治疗后,后期的自我管理也需要患者及家属的高度重视。我们搭桥后的血管好比是一颗新生的树苗,要想让树苗苗壮地成长,离不开主人的用心呵护。首先,要定期进行术后复查,出院3个月(以后每3个月),复查肝功能、血脂、肾功能、血糖,根据结果调整用药,检查这些指标的目的就是想看看树苗生长的环境如何;出院后6个月进行影像学复查,目的是看看树苗长势如何。其次,患者须遵医嘱正确服药,这是保证树苗生长的营养物质,一定不能大意。另外,患者需要严格控制血压,按时测量,维持血压稳定,防止血压过高、过低或骤升骤降引起脑出血或脑灌注不足,换句话说就是给树苗正常的灌溉,避免其"渴死"或"淹死"。最后,患者在日常生活中应生活规律,不吸烟,不大量饮酒或酗酒,坚持适当的体育锻炼和运动,避免精神紧张及操劳过度,保持情绪稳定。尤其是癫痫经常发作的患者,应避免重体力劳动和单独外出。肢体瘫痪患者,应坚持继续进行康复训练。

(四)其他脑血管疾病

1.什么是脑动脉瘤?

您听说过脑子里长"炸弹"吗? 有的人可能会问脑子里怎么会长炸弹呢? 其实,这不是危言耸听,它有时的确存在。只不过您想的"炸弹"和我要说的"炸弹"不是同一个"炸弹",它是长在个别人大脑里的动脉瘤。通俗来说,在大脑里面的千万条动脉血管中,尤其在血管分叉处或薄弱的血管壁上容易鼓"包",这个"包"在血流的冲击下,压力不断增大,就像吹气球一样,越长越大,越来越薄……直到"啪"的一下爆掉了。所以我们形容的这个"包"就是脑子里的一颗不定时炸弹。它非常善于伪装,许多患者感受不到它的存在,事实上它在偷偷地缓慢生长。这是因为脑子里动脉壁中层缺少弹力纤维,平滑肌少,血管分叉或拐弯处受到强大的血流冲击,慢慢地就发展成了我们所说的"不定时炸弹"。它真正的名字叫作脑动脉瘤,它由许多危险因素导致,比如吸烟、饮酒、高血压病、脑动脉硬化、糖尿病等。其实脑血管就像是一个车胎,使用久了,都会磨损变薄,当受到外界压力冲击时,就容易"爆胎"。

什么是脑动脉瘤?

一说到"瘤",大家会想到"肿瘤",那么,脑动脉瘤是不是肿瘤呢? 大家不要听"瘤"色变,脑动脉瘤其实不是我们通常意义上说的肿瘤,它是血管壁的异常突起,突起的部分仍然是血管壁的一部分,是一个"空"瘤,一旦破裂,危及生命,致死率、致残率极高,是脑血管病中的头号"杀手"。

脑动脉瘤有哪些症状?

2.脑动脉瘤"炸弹"的出现会有哪些症状?

未破动脉瘤可无症状,较大的动脉瘤可压迫邻近的脑组织或脑神经出现相应的症状,如癫痫、失语、动眼神经麻痹、视力减退、视野缺损、视物不清。动脉瘤破裂可有先兆症状,如头枕部或背部疼痛,眩晕,运动感觉障碍等。动脉瘤一旦破裂可引起蛛网膜下腔出血,表现为突发持续性剧烈头痛、恶习、呕吐、意识障碍等。

3.如何发现"炸弹"并拆除呢?

脑动脉瘤如何治疗?

脑动脉瘤常常被我们形容为"脑子里的不定时炸弹",听起来确实有点闻风丧胆的感觉。那如何侦察和拆除这颗炸弹呢? 当出现有长期头痛、复视或肢体麻木等情况,或长期患有高血压、糖尿病及家族人群中有脑动脉瘤病史的情况下,应及时到医院就诊。医生将通过详细询问病史,进行神经系统检查,以及相关的影像学检查如头颅 CT、核磁共振(MRI)及血管成像(CTA)和 DSA 来进一步确诊。而 DSA 是诊断脑动脉瘤的金标准。

炸弹找到了,如何拆除呢? 对于未破裂的动脉瘤,治疗原则是防止瘤体破裂出血,主要措施是控制各种能够诱发动脉瘤破裂的危险因素,如控制血压、戒烟、避免紧张或者通过各种方法来放松,还要定期进行影像学检查,监测动脉瘤的大小和发展的情况。针对直径大于5毫米、多发、形态不规则、合并动脉硬化的患者应积极进行手术干预治疗。对于炸弹已经引爆导致出血的患者,应尽早进行手术,以降低再出血的风险。手术方式可分为外科开颅手术与介入微创手术(图3)。外科开颅手术治疗方式就是用一个小夹子对动脉瘤颈直接夹闭(就像是用皮筋儿把一个充气后的气球进行捆扎)阻断血流,从而瘤体逐渐缩小,达到治愈的目的。

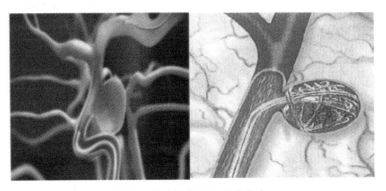

图3 脑动脉瘤介入手术方式

4. 脑动脉瘤治愈后有复发的可能吗?

当我们想尽办法把脑动脉瘤这颗"不定时炸弹"安全拆除后,它还会再出现吗? 其实任何治疗方式治疗脑动脉瘤都有复发的可能性,据文献报道,血管内介入治疗脑动脉瘤的复发率在1‰,也就是说,1 000 个经过治疗的患者中有 1 个人可能会复发。外科手术复发的主要原因是动脉瘤夹术后滑脱,使内外相通,血液重新进入瘤体导致复发;介入微创治疗复发的主要原因是术中动脉瘤不能致密栓塞,仍有少量血液缓慢进入瘤体,从而导致动脉瘤复发。因此,临床治疗后应终身随访,以早期发现动脉瘤复发和新发动脉瘤。另外,早期的预防和日常的维护必不可少。那怎样做才能更好地呵护自己的脑血管呢? 首先,生活要有规律,并注意劳逸结合,保持良好的心境,避免情绪激动,而且要注意预防感冒;饮食要清淡、少盐、少油,多食蔬菜、水果,避免吸烟、饮酒及进食刺激性食物,同时保持大便通畅;最重要的是正确服用药物,定期复查,如有不适,如头痛、呕吐、偏瘫等,及时就诊。

5. 什么是脑动静脉畸形?

什么是脑动静脉畸形

上学的路上,10 岁的兰兰正和同学们说说笑笑,突然抱着头说头痛剧烈,还出现了恶心、呕吐,同学马上打了120,通知了兰兰的家长,急救车把兰兰送到医院后做了头部 CT 检查,医生告诉兰兰家长是大脑里面出血了,很危险,需要马上住院治疗。兰兰的妈妈泪如雨下,我女儿好好的怎么会脑子出血呢,她还这么小,这病不是只有老年人高血压才会发作吗? 通过进一步的脑血管造影,兰兰被诊断为"脑动静脉畸形"。什么是脑动静脉畸形呢?其实,我们可以通过一个通俗比喻来理解本病:正常大脑的动脉需要经过毛细血管和静脉相连,这就好比电流从火线出发后,需要经过日光灯再连接到地线,如果没有日光灯,将火线和地线直接连接就会发生短路,引起电路故障。简单地说,所谓的脑动静脉畸形,就是脑血管发育异常,缺少了毛细血管,动脉和静脉之间直接相连发生了短路,并产生一系列的脑血流动力学上的紊乱,从而产生相应的临床症状。可以表现为癫痫、蛛网膜下腔出血或颅内血肿,出血后会引起头痛、恶心、呕吐、意识障碍、视力异常、偏瘫等症状,一般是有症状或者体检时候发现。男性发病率是女性的 2 倍,有家族遗传倾向,其中半数以上的患者以出血为表现,脑动静脉畸形是隐藏在颅内的"定时炸弹",具有较高的死亡率和致残率。

6. 脑动静脉畸形如何治疗?

脑动静脉畸形如何治疗?

脑动静脉畸形的治疗目标是完全消除畸形团,避免颅内出血以及保护脑功能状态。目前对于脑动静脉畸形常用的治疗方法一般有 3 种:第一种是"栓",即介入栓塞的办法,越来越成为首选。如果把人身上的血管,比喻成自然界的江、河、湖、海,那么介入治疗,就像医生放舟于水间,凡有血管处,即使是微细的血管,也能到达病灶处进行处理,而介入治疗就是通过血管内途径,将一根很细的导管在 X 线下小心插入动静脉畸形团内,然后注射一种液体胶将畸形团封闭,防止畸形团再次破裂出血。第二种是"切",即传统的开颅手术,也是目前开展广泛的显微外科手术,将畸形血管团切除掉。第三种是"放",即使用伽玛刀进行立体定向放射治疗,也是老百姓常说的"照光"疗法(电疗)。临床上由医生根据具体病情来制定个性化方案,由于本病的复杂性,更多的情况是联合多种治疗手段,共同来处理这种疾病。

（五）脑血管病的防治

1. 什么是"FAST"原则？

"FAST"原则是识别脑卒中的重要信息。脑卒中发病后快速识别及时治疗尤为重要，而患者发病时身边却不一定有医务人员在场，"FAST"原则就是为了能让非医务人员也可快速判断脑卒中而科普的一项常识，通过观察患者面部、手臂、言语的变化来判断患者是否得了脑卒中。

生活中一些人无法在第一时间识别出脑卒中，因而延误了治疗的最佳时机。面对脑卒中这种急性疾病，时间就是生命，利用"FAST"原则，10 秒快速识别脑卒中，有助于挽救可逆性脑损伤，还能减轻后遗症。

（1）F——face（脸）：观察面部两侧是否对称、微笑时口角有无歪斜（自行判断时照镜子）。

（2）A——arm（手臂）：双臂平举 10 秒，观察双臂是否能平举在同一高度，观察是否出现无力、垂落的情况。

（3）S——speech（说话）：试着说一句完整话、背一段家庭住址、电话号码，观察能否按逻辑正确表达、有无口齿不清。

（4）T——Time and telephone（时间和电话）：若出现上述情况之一，马上拨打急救电话：国内 120/国际 911，尽快到医院就诊。第一时间识别脑卒中，让患者得到尽早的治疗，降低脑卒中带来的后遗症。

2. 什么是中风"120"？

"1"看 1 张脸：不对称、口歪斜。

"2"查 2 只胳膊：平行举起，单侧无力。

"0"听（聆听语言）：言语不清，表达困难。

如果突然出现上述表现之一，应立即呼叫 120 送往医院。值得指出的是，有些患者出现上述症状，但持续时间较短即恢复，此称为短暂性脑缺血发作（TIA），TIA 是脑卒中的紧急预警信号，若 TIA 发生越来越频繁，症状越来越重时，更提示极易发展成脑卒中。因此发生 TIA 也应立即就医，接受正规治疗，降低卒中发生风险，而不能抱着"等等看"的想法。

3. 日常生活中注意哪些问题可预防脑卒中？

脑卒中的发生与多种危险因素有关，其中不可控制的危险因素有年龄、脑卒中家族史等，可控危险因素可以通过积极的干预如低盐低脂低糖饮食、减少吸烟、适度参加体育锻炼、提倡控制体质量等，帮助患者建立健康的生活方式，这对预防和降低脑卒中的发生有着重要作用。那生活中应通过注意哪些问题来预防脑卒中呢？①饮食要清淡。②适度增加体力活动。③防止过度劳累、用力过猛。④克服不良嗜好，如戒烟、限酒。⑤预防便秘，老年人应防止过快改变体位。⑥每天饮水要充足，避免久坐。⑦保持情绪稳定，避免大喜大悲。⑧定期进行健康体检，发现问题早防早治。

对于不可控制因素我们束手无策，而对于可干预因素，我们有逆袭的能力，防微杜渐胜于亡羊补牢。

4. 年轻人是否不必担心得脑卒中?

很多人以为脑卒中是老年病，只有老了才会得的疾病，殊不知，在神经内科病房内，已经被越来越多的年轻人"光临"。脑卒中的主要患者是中老年人，临床资料显示2/3以上的脑卒中首次发病者是60岁以上的老年人，但这并不能说明年轻人就可高枕无忧。现在，脑卒中已经出现"年轻化"的趋势。年轻人患脑卒中的危险因素除了高血压、酗酒、吸烟外，还有夜生活过度、高脂肪饮食等。因此，纠正不健康的生活方式，积极筛查致病因素并给予相应的治疗是青年人远离脑卒中的关键。

5. 为什么适度增加体力活动能预防脑卒中?

上学的时候，经常喊毛主席提出的那句口号"发展体育运动，增强人民体质"。走在大街上或公园里，随处可见正在进行运动的人群。生命在于运动。经常运动的人罹患脑卒中的概率明显减少。据统计，40岁后的男性积极运动比不活动的同龄人发生脑卒中的风险降低30%。运动能够增强心脏功能，改善血管弹性，促进全身的血液循环，增加脑的血流量。运动能够扩张血管，使血流加速，并能降低血液黏稠度和血小板的聚集性，从而减少血栓形成。运动可以促进脂质代谢，提高血液中高密度脂蛋白胆固醇的含量，从而可以预防动脉硬化。如每天快走30分钟，罹患脑卒中的危险性能降低30%，快走是指在12分钟内走完一千米的路程。增强体力活动的方法有很多种，比如：慢跑、骑自行车、打太极拳等，选择适合自己的运动，每次活动时间在30~60分钟为宜，最好能长期坚持。适度增加体力活动，有助于身体健康。

6. 每年春秋两季定期输液2次是否可预防脑卒中?

在神经内科病房，经常会看到一些"老熟人"，每年定期来输液，用他们的话来说就是：每年疏通2次血管，把血管清洗干净了，就不会得脑卒中了。看似很有道理的话，其实是没有科学依据的。这些老人家认为每年输液能够疏通血管，这样就能预防脑卒中。目前还没有科学研究来证明这种输液预防的方法是有效的。如果没有相关脑卒中症状，单靠短期输一两种药物不能起到预防的作用。及时治疗相关疾病（如高血压、心脏病、糖尿病、肥胖等）和改变不良生活方式（吸烟、酗酒等）才是预防脑卒中的有效措施。所以遇到这样的病人，我们就会进行脑卒中二级预防的宣教，即控制原发病，遵医嘱服药，定期复诊，合理饮食，养成好的生活习惯，才能远离脑卒中。

7. 脑卒中治好后会不会复发？

有一部分病人认为，脑卒中和有些疾病一样，一次治愈，终身远离，他们认为堵塞的血管被疏通后就可以高枕无忧了。然而理想很丰满，现实很骨感，事实上不是他们想的那样，脑卒中的特点之一就是容易复发。据报道，约有1/3的脑血管病患者在5年内可能复发。而不同的脑血管病复发率也不相同，出血性脑血管病高于缺血性脑血管病，脑血管病复发率最高者为蛛网膜下腔出血。有人统计8%的患者6周内复发，其中多数在前2周内复发。脑血管病一旦复发，治疗更加困难。所以对脑血管病来说，应预防复发。

脑卒中第一次发病后，经过治疗临床症状得到了控制但病因却没有完全消除。引起脑血管病的常见危险因素是高血压、脑动脉硬化、心脏病、糖尿病、高脂血症等，这些多属慢性疾病。只有坚持长期治疗，控制病情进展，才有可能减少脑卒中复发风险。总之，脑血管病的复发问题应予高度重视。在恢复期除应积极采取各种康复措施外，还应注意治疗原发病，预防脑血管病的复发。

8. 降压药物是否可在血压高时服用，而血压低时停药？

李大爷是一位高血压患者，自己经常在家测量血压，每次血压高于医生规定的数值，他就按医嘱服用降压药；只要血压低于医生规定的数值，他就停掉降压药，导致他的血压犹如过山车一样，忽高忽低。很多患者在应用降压药物治疗一段时间后血压降到正常就停药，停药后血压又升高，于是再使用药物降压，这种间断无规律的用药，不仅会造成血压大幅度的变化，而且会加重动脉硬化和对心脏、脑、肾脏等器官的损害。正确的服药方法是血压降到目标范围后，在医生指导下坚持服药，保持平稳的血压达目标状态。来到医院后，护士给李大爷讲解了高血压药物的服用注意事项，李大爷恍然觉悟，原来自己的那套理论是不成立的。

9. 如何通过饮食来预防脑卒中？

民以食为天，食物是我们赖以生存的支柱，俗话说：病从口入，这句话也是有依据的。我国居民的饮食习惯与西方人差别较大。近年来由于生活水平的不断提高，人们的饮食习惯正在发生较大变化。一是盐分摄入增加，高盐可使血压升高并促进动脉硬化形成,是引发脑卒中的主要危险因素之一,很多研究都确认其与脑卒中的发生密切相关。二是我国国民每天吃肉食的比例明显上升,特别是动物性脂肪的摄入量增长较快,脂肪和胆固醇的摄入量远高于西方人,容易患有高胆固醇血症,这也是引发脑卒中的主要危险因素之一。

有研究显示,平时吃水果和蔬菜较多的人患脑卒中的概率相对较低。每天增加进食一些水果和蔬菜可使患脑卒中的危险降低。《中国脑卒中防治指南》建议:限制食盐摄入量(<6 克/天),限制胆固醇摄入量(<300 毫克/天),提倡多吃蔬菜、水果、谷类,适量进食牛奶、鱼、豆类、禽和瘦肉等,使能量的摄入和需要达到平衡。改变不合理的膳食习惯,通过吃谷类和鱼类(含不饱和脂肪酸)、蔬菜、豆类和坚果可以减少饱和脂肪酸的摄入量。

养生之道,莫先于食,利用食物的营养来防治疾病,可以促进健康长寿。

10. 预防脑卒中应从什么时候开始?

很多人认为,脑卒中是老年人的专属,其实不然,脑卒中的患者越来越年轻化。不良的生活习惯、暴饮暴食、抽烟酗酒、肥胖等,这些脑卒中的"亲密朋友"导致越来越多的年轻人逐渐向脑卒中靠拢。建立健康的生活方式和行为,预防脑卒中越早开始越好。因为动脉硬化的病理改变往往从儿童时期就已经开始,随年龄的增长而逐渐加重,高脂血症和肥胖是引起动脉硬化的主要原因。从幼年开始,适当控制高胆固醇及高糖食品的摄入,多吃水果蔬菜,养成不偏食、不过量饮食的习惯;积极参加各种体育运动,养成良好的生活习惯,对人一生的健康极为有益。"防患于未然"用来形容预防脑卒中正合适。预防脑卒中,从你我做起。

11. 脑卒中患者为什么需要康复治疗?

生活中,我们经常可以看到一部分脑卒中患者存在生活自理缺陷,这就是我们说的脑卒中后遗症,脑卒中具有高致残率的特点,不少脑卒中患者愈后会留下后遗症,比如:卧床不起、偏瘫等。脑卒中患者长时间卧床可导致肌肉萎缩、关节挛缩变形、骨质疏松、皮肤破损等一系列问题。因此脑卒中康复一定要尽早进行,患者只要生命体征平稳,症状不再加重就可以进行康复治疗。早期的康复治疗以良肢位摆放、关节被动活动、早期床边坐位训练等为主,有助于患者的神经功能恢复。脑卒中后康复治疗的最佳时间是在发病后 3 个月以内,如果超过 1 年再进行康复治疗,各种功能恢复的效率将有所降低。

脑卒中患者常存在各种后遗症和功能障碍,包括肢体活动不利、感觉麻木、言语不清、吞咽困难、大小便失禁等,导致患者生活不能自理,甚至长期卧床。临床急救治疗主要在于挽救患者生命和减少并发症,而这些后遗症的处理则需要及时的康复治疗。康复治疗就是综合应用各种康复治疗技术,最大限度地改善患者的功能,从而提高患者的生活自理能力(包括独立穿衣、吃饭、洗漱、步行等方面),改善患者的生活质量,使患者可以回归家庭和社会。只要生命体征平稳,疾病不再进展,越早进行康复,效果就会越好。

12. 步行训练是不是越早越好?

在神经内科病房内,经常可以看到几个家属架起一个行走困难的患者,让患者试着学走路,但是这个患者连站立都很困难,家属迫切的愿望不会加速患者恢复,反而会适得其反。步行训练并不是像其他康复训练那样越早越好。恢复步行能力是绝大多数脑卒中患者最迫切的需求,大部分脑卒中患者可以恢复步行能力,但是脑卒中患者的步行训练并不是越早越好,如站不稳时就急于行走容易形成异常步态,常见的有患侧下肢僵直呈"划圈样"步态,异常步态一旦形成往往难以矫正,此外也容易发生跌倒等意外,加重患者的损伤。因此脑卒中患者必须在经过前期的康复训练具备以下条件后才能进行步行训练:①能完全站稳,能控制好身体的重心而不跌倒。②患侧下肢具备足够的负重能力,能独立支撑约 3/4 的体重。③患侧下肢能主动屈曲和伸展髋、膝关节。

欲速则不达,不要盲目追求速度,步行训练的康复是一个过程,一定要按照康复师的步骤,一步一步来,正确的康复才能加速患者恢复。

13. 脑卒中患者出现吞咽障碍怎么办?

吞咽障碍在脑卒中患者中是比较常见的,因为疾病的原因,导致患者吞咽障碍。主要表现为进食难、反复呛咳及容易误吸,可继发吸入性肺炎及营养不良等问题。吞咽障碍患者的日常生活护理非常重要,对于吞咽障碍患者首先要调整食物形态,以稠厚的流质食物为主。饮水最容易引起呛咳。进食时宜采用半卧位、颈部向前屈的姿势,这样既可以利用重力使食物容易吞咽,又可减少误吸。每口食物量要从少量开始,逐步增加,寻找合适的"一口量"。进食速度应适当放慢,出现食物残留口腔、咽部而不能完全吞咽的情况时,应停止喂食并让患者重复多次做吞咽动作,或配合给予一些流质来促进残留食物吞入。吞咽障碍严重的患者应及时到医院康复医学科就诊,进行吞咽评估(如洼田饮水试验),以判断是否需要给予鼻饲管进食,同时进行吞咽训练,采取吞咽物理治疗等专科治疗措施。患者出现吞咽障碍,不要盲目继续进食,要通过吞咽护士的专业测评,准确测量出患者进食的性质和进食的量,从而使患者安全有效进食,保证机体营养的需求,促进疾病的恢复。

14.脑卒中吞咽障碍患者经口进食的注意事项有哪些?

脑卒中的患者,尤其是反复发生脑卒中的患者会出现球麻痹。球麻痹就是指咽喉部控制吞咽和咳嗽的肌肉瘫痪了,而瘫痪以后患者就出现进食困难,尤其若出现饮水呛咳,患者会窒息,所以我们要掌握正确的经口进食方法,有效预防误吸的发生,降低肺部感染的发生率。

(1)选择软饭或半流食,一般认为脑卒中患者最容易吞咽的是泥状食物。如果患者对稀、稠的液体均有误吸,不宜采用黏稠的食物。

(2)吃饭时保持端坐位、头稍前倾的姿势或采用30°~45°仰卧位、头前屈、偏瘫侧肩部垫起。如果患者不能坐起,采用健侧卧位,即偏瘫肢体在上,健康肢体在下的体位。

(3)给患者提供充足的进餐时间:吃饭速度放慢,液体和固体交替,充分咀嚼。

(4)把食物放在口腔健侧的后部。

(5)喂药时把药片研碎,制成糊状。

(6)鼓励患者少量多餐,进餐时注意力要集中。

(7)如有食物滞留,鼓励患者把头转向健侧,并控制舌头向麻痹的一侧清除残留的食物。

(8)有条件者可在床旁准备吸引器,以备误吸时抢救。

(9)保持口腔清洁,必要时给予口腔护理。

(10)如患者进食过程出现明显呛咳或有严重吞咽障碍,应尽快至医院检查,必要时放置胃管给予鼻饲。

给脑卒中吞咽障碍患者喂饭进食一定有耐心,喂饭过程中不可催促,进餐时间保持在30~45分钟,进餐过程中观察食物是否留在口腔、有无呛咳等,既要保证进食量和营养成分,又要保证患者安全。

15.脑卒中卧床患者发生压力性损伤的常见部位有哪些?

不少脑卒中患者出院后,仍不能下床活动,需要继续卧床,卧床会出现很多并发症,其中最常见的就是压力性损伤。压力性损伤也就是老百姓所谓的压疮,是因为身体某一个部位受压时间过长,导致局部皮肤血液循环障碍,出现局部坏死破溃。压疮是卧床患者常见并发症,特别是合并糖尿病的患者,一旦破溃则很难愈合,应该做好预防尽量减少压疮发生。压疮好发部位跟体位有很大关系。

仰卧位易出现压力性损伤的部位:骶尾部、足跟、肘关节、肩胛骨、枕骨。

侧卧位易出现压力性损伤的部位:耳郭、肩关节、髋关节、外踝。

俯卧位易出现压力性损伤的部位：膝关节、足尖、面部、耳郭。

坐位易出现压力性损伤的部位：肘关节、臀部。

压力性损伤是卧床患者常见的并发症，所以家里有常年卧床患者的家属要特别注意观察容易发生压力性损伤的部位，保护好局部皮肤。

如何预防
压力性损伤

16. 脑卒中卧床患者如何预防压力性损伤？

脑卒中卧床患者，预防压力性损伤跟照护者有很大关系，如果家里人没有时间、没有精力照顾，很有可能就会发生压力性损伤，因此掌握压力性损伤预防措施非常必要。

（1）对于存在发生压力性损伤风险的患者，应积极向患者及其照顾者提供个体化饮食指导，鼓励患者摄入平衡饮食：充足的水分、维生素、矿物质、充足的热量、蛋白质。

（2）患者使用普通床垫时，应至少每 2 小时变换一次体位；使用高规格弹性泡沫床垫且病情允许时，可延长至每 3 ~ 4 小时变换一次体位。预防足跟压力性损伤时可把软枕等减压工具沿小腿全长垫起，确保足跟不与床面直接接触。

（3）患者乘坐轮椅时如果坐位时间较长，且未使用减压装置，应指导患者采用正确的自我减压方法，应每 15 ~ 30 分钟减压 15 ~ 30 秒或每 1 小时减压 60 秒。

（4）协助患者进行体位变换和移动患者时，应抬起患者身体，尽量避免拖、拉、扯、拽等动作，可以用吊架或提床单等转运辅助设备和转运技巧来减少摩擦力和剪切力。

（5）保护组织免受外界的损伤：保持患者局部皮肤清洁干燥及床单清洁、平整、无皱褶、无渣屑。如患者尿失禁，为患者行膀胱训练或其他减少失禁发生的行为疗法。如患者大便失禁，除经常为患者更换床单外，须确定及消除原发病因。每日检查皮肤情况，可用温水擦浴，改善局部血液循环，但应避免发生烫伤。

一般压力性损伤的出现是因为长时间一个体位对皮肤造成损伤，影响皮肤血液循环，出现红、肿、热、痛等症状，严重者会出现溃疡。压力性损伤的预防主要在于消除病因，能够做到五勤：勤翻身、勤擦洗、勤按摩、勤整理、勤更换。

留置胃管
注意事项

15. 留置胃管的脑卒中患者需要知道哪些注意事项？

部分脑卒中患者有吞咽障碍，护士经过吞咽评估，确定患者需要留置胃管才能保证机体需求的营养。对于置入胃管许多病人和家属是有抵触心理的，他们担心胃管一旦插入，患者的吞咽功能就会减弱，以后就需要长期依赖胃管了。殊不知,若是患者因吞咽障碍使营养供给不足或者患者呛咳,这些会带来更加严重的风险,轻则引发误吸性肺炎,重则窒息,危及生命。对不能经口进食的患者,从胃管灌入流质食物,保证其摄入足够的营养、水分和药物,以利于早日康复。

留置胃管后的注意事项:

(1)妥善固定胃管,避免打折,脱出。

(2)留置胃管的患者常规床头抬高 15° ~ 30°,但在打饭时可抬高至 30°~45°,保持 1~2 小时,可防止胃内容物反流。

(3)胃管注食前应先确定胃管在胃内,且患者没有腹胀、胃潴留症状后,再注入营养餐。

(4)每次注食量不宜超过 200 毫升,根据全天总量和患者的消化吸收情况合理分配,制定间隔时间。注食后用温开水冲净胃管并安置好。持续胃管注入鼻饲液应均匀灌入。

(5)营养液温度要适宜,以 38 ~ 40 ℃左右为宜。持续灌入时应与室温相同。过热易烫伤胃壁黏膜,过凉易造成消化不良、腹泻。灌入后注意及时清理口、鼻腔分泌物。

(6)鼻饲开始时量宜少,待患者适应后渐渐加量并准确记录鼻饲量。

(7)饭后 0.5 小时不宜进行翻身、叩背、吸痰等剧烈活动。

(8)保持口腔清洁,预防感染,每天给予口腔护理早晚各 1 次。

规范为患者进行鼻饲注食,补充足够的营养和水分,有利于患者病情恢复,随着病情好转,经过康复师的康复治疗及摄食训练后,患者可以尽快恢复吞咽功能,尽早拔除胃管。

18.脑卒中卧床患者如何预防下肢静脉血栓的形成?

很多人对于静脉血栓是比较陌生的,因为静脉血栓一般早期无症状,严重时才会有水肿、疼痛。什么是下肢深静脉血栓呢?深静脉血栓的形成是指血液在深静脉管腔内的异常凝结,好发于下肢。卧床患者(尤其是长期卧床的患者)因其活动量减少,血容量相对不足,血液黏稠度增加,血液流速减慢,形成血栓的危险性增加。同时由于缺乏肢体活动,下肢深静脉血流缓慢,影响深静脉的血液循环,更容易形成下肢深静脉血栓。下肢深静脉血栓最危险的地方在于:血栓脱落可进入肺动脉导致肺栓塞,危及生命,所以我们应对卧床患者进行一系列的评估并给予必要的预防措施。

(1)评估双下肢情况,包括皮肤温度有无异常,肢体是否肿胀,皮肤色泽等。

(2)下肢手术后,在病情允许的情况下抬高患肢 20° ~ 30°,促进静脉回流。

（3）正确指导和鼓励患者床上活动,勤翻身。对于因疾病原因不能自主活动的患者,照顾者应协助其活动。

（4）病情允许时鼓励患者尽早离床活动,多做深呼吸和咳嗽动作。

（5）根据患者情况适当补充液体,多饮水(病情允许情况下,每日2 000毫升以上),避免血液浓缩。

（6）可做气压泵治疗,每次30分钟,一天2次,或自行在床上做踝泵运动或环绕动作。

踝泵运动:躺/坐在床上,下肢伸展,大腿放松,缓缓勾起脚尖,至最大限度时保持10秒;脚尖缓缓下压,至最大限度时保持10秒。每次做20~30组,每日3~4次。

环绕动作:以踝关节为中心,脚趾做360°绕环。

卧床患者发生下肢深静脉血栓的风险较高,做好预防措施是有效降低血栓发生的最好手段。降低下肢深静脉血栓的发生,对脑卒中的恢复有着很大的积极作用。

19.脑卒中留置尿管的患者有哪些注意事项?

脑卒中患者如有泌尿系统炎症、结石或者支配膀胱括约肌的神经出现问题,会导致患者排尿障碍,尿液无法经膀胱从尿路排出。在各种诱导排尿无效的情况下,导尿成为帮助患者排尿的唯一途径。也有许多出院患者,回到家中仍需要继续留置尿管。留置尿管护理很重要,否则容易出现泌尿系感染。

（1）尿袋应垂放在耻骨联合(腰部)以下,预防尿液反流。尿袋小便量超过700毫升或尿袋的2/3满时,应及时倒掉,倒尿时勿使尿袋出口处受到污染,尿袋不可置于地上。

（2）保持尿管引流通畅,避免尿管牵拉、受压、扭曲、堵塞,切勿自行拔除尿管,以免引起尿道黏膜出血。

（3）集尿袋每7天更换1次,导尿管每月更换1次。经常清洁外阴部,以保持尿道口清洁,防止感染。

（4）为保护膀胱功能,导尿管应采用间歇性引流夹管方式,使膀胱定时充盈排空,即3~4小时放尿1次,或有尿意时才放尿。

（5）请多饮水,每天饮水保持在2 000毫升以上,尿量维持1 500毫升以上,以减少尿路感染及尿路阻塞的机会,禁饮浓茶和咖啡,预防尿石的形成。如发现尿液混浊、沉淀、有结晶时应做膀胱冲洗。

（6）如出现发热、发冷、尿道疼痛、尿液混浊、尿道口分泌物增多,请告知医护人员。

掌握了留置尿管的注意事项,预防泌尿系统感染,待患者恢复自主排尿功能后,可尽早拔除尿管,加快脑卒中的康复。

20. 脑卒中卧床患者如何预防坠积性肺炎?

肺炎我们并不陌生,我们总会听到身边的人说家里孩子、亲戚或者老人得肺炎住院了,肺炎很常见。那什么是坠积性肺炎?坠积性肺炎是一种多原因(如脑卒中、骨折、脑损伤)等导致患者长期卧床,呼吸道分泌物不易咳出,淤积于中小气管,成为细菌良好的培养基,从而诱发的肺部感染性疾病。

(1)定时给予翻身扣背,每2小时做1次,每次3~5分钟。患者可取侧卧位或者坐位。

方法:手呈空杯状由外向内,由下向上,有节奏的轻轻拍打背部或胸前部,拍打时力度应均匀一致,同时鼓励患者进行咳嗽及深呼吸,痰液由小气管到大气管,痰液随即咳出。

(2)多喝水,加快新陈代谢,促进血液循环,进水量每天不少于2 000毫升,有心脏疾病或肾脏疾病的患者根据病情而定,分多次喝,勿一杯水一饮而尽。必要时给予雾化吸入稀释痰液,促进咳痰,痰液多且不能自行咳出影响呼吸时,应告知医生护士,立即给予吸痰,保持呼吸道通畅。

(3)学会有效咳嗽。第一步:吸气,闭嘴用鼻缓慢深吸气,以达到肺泡最大限度的再膨胀。第二步:屏气,屏气2~5秒,此时声带关闭,膈肌抬高,胸内压增加。第三步:浅咳嗽,做短暂的机关枪式咳嗽,松动痰液,使痰液运行到上呼吸道,咳嗽时应短促有力,避免无效咳嗽。第四步:深咳嗽,收腹张口稍伸舌,使声门开放以便排出气体,进行深咳嗽,排出痰液,咳嗽时腹肌收缩,腹壁内缩,或者用自己的手按压上腹部帮助咳嗽。

(4)学会腹式呼吸及缩唇呼吸。

腹式呼吸:闭嘴用鼻深吸气,吸气时腹部轻轻鼓起,然后用口缓慢呼气,呼气时腹部轻轻凹下,吸呼比为1∶(2~3)(即一吸1秒,一呼2~3秒)。

缩唇呼吸:防止小气道过早关闭,利于肺泡残气量排出。缩唇呼吸可使口腔和支气管内的压力升高20~49帕,呼气时支气管仍处于开放状态,减少无效腔通气并减少克服呼气阻力所做的呼吸功。第一步:像闻花香一样从鼻孔吸入空气,憋气3~5秒。第二步:像吹口哨一样把口腔内气体慢慢呼出。

积极治疗、翻身拍背、有效咳痰、适当饮水,战胜坠积性肺炎,我们需要共同努力。

21. 如何预防脑卒中卧床患者发生便秘?

便秘是最常见的一个消化道症状,给很多患者带来痛苦。常见大便量太少、太硬,排出困难,有些患者合并一些特殊症状,如长时间用力排便,有直肠胀感、排便不尽感,甚至需用手法帮助排便。便秘是脑卒中卧床患者常见并发症之一。如何预防脑卒中卧床患者便秘的发生呢?可采取以下方法。

(1)饮食:脑卒中患者可经口进食时,多吃能增加粪便体积的食物,如含高纤维的蔬菜(芹菜、菠菜、韭菜等)和水果,增加水分的摄入,防止粪便干燥,尽量保持大便呈软便。

(2)排便:①养成定时排便的习惯,排便时间最好在早晨起床之后,或早餐后 20 分钟,即使此时没有便意,也最好解 1 次大便,促进正常排便反射的形成。②排便时最好精神集中,环境安静没有干扰(勿养成看书或看手机习惯)。③不要用力排便且排便时勿憋气。④可利用胃结肠反射选择餐后排便。⑤如发生大便秘结,切忌强行解大便,必要时可采用通便药物或灌肠。

脑卒中卧床患者因为长期卧床,活动减少,肠道蠕动慢,便秘会常常出现,但是我们可以采取一些措施预防,如吃些粗粮、杂粮,减少精细米面的摄入;多吃新鲜蔬菜;可以吃些促排便的水果,如梨、火龙果;晨起空腹喝杯温水等。养成好的排便习惯对预防便秘很重要。

22. 脑卒中患者出现便秘后如何处理?

提起便秘很多朋友可能会深有感触,老年人便秘的发生率更高,而脑卒中患者出现便秘问题却可带来脑出血的风险,由于大便秘结而过分用力排便,可使腹腔压力增高,心脏收缩加强,血压升高,容易诱发脑出血,因此便秘须给予及时处理。

(1)首先排便时不可用很大力气,且排便时不可憋气,因憋气会使血压升高,易诱发脑出血。

(2)按顺时针方向(由右下腹、向上、再向左、再向下至左下腹)按摩腹部,促进肠蠕动。

(3)每日晨起后饮用一杯温开水,每日饮水量约 2 000 毫升(严重心脏病、肾病患者不宜过量进水,避免增加心脏或肾脏负荷)。

(4)指导患者食用含纤维素多的食物,如芹菜、韭菜、菠菜、粗粮、豆类、谷类、新鲜蔬菜水果类等,可促进肠蠕动预防大便干结。

(5)养成好的排便习惯,定时排便,避免蹲厕所看书、手机等。

(6)遵医嘱口服通便药物或使用开塞露。对于干硬的大便,不能自行解出,可在充分润滑的基础上戴上手套用手指或小勺将大便掏出,操作过程应动作轻柔,避免损伤肠黏膜。在处理完毕后可用温水清洗肛周,保持清洁干燥。

便秘虽然不至于影响患者的生命,但是对于个人来说,便秘会严重影响患者的生活质量,同时还会带来心理压力,引发焦虑、抑郁等心理问题,做到以上几点可以缓解便秘的痛苦或减少便秘发生。

如何预防
跌倒发生

23. 脑卒中患者如何预防跌倒的发生?

脑卒中患者跌倒是由于步态和平衡功能异常,感觉系统、中枢神经系统损害引起的。脑卒中患者发生跌倒风险较高,防止跌倒的发生是神经科医务人员工作的重要部分。跌倒是一种突发的,不自主的体位改变,导致某人摔在较低的物体(如地板、地面)上。而脑卒中患者如果再发生跌倒事件,很可能会带来"二次伤害",严重威胁老年人的身心健康、日常生活及独立能力,也增加了家庭和社会的负担。如何预防脑卒中患者跌倒的发生呢?

(1)家庭方面:对于行走不稳或不能自理的脑卒中患者应24小时有人陪护,同时改善家里的环境,如升高马桶坐位,移去破损的地毯,改善光线,穿合身的衣物、合脚的鞋,老人活动场所应平整、干爽,设有醒目障碍物标志,增加照明设施及扶手。

(2)心理方面:让脑卒中患者正确认识自己的躯体功能状态,改善不服老、不愿麻烦人的心理,创建充满活力的生活,增加交流机会,保持平和的心态。

(3)慢性病方面:如高血压、糖尿病、冠心病、脑意外后遗症及体位性低血压等,定期监测血压、血糖、心电图,在医生指导下进行治疗。

(4)药物方面:正确合理用药,注意药物的不良反应。睡前服用精神类(如佳静安定、米氮平片等)药物时,应将吃药放在最后一项进行,服药完毕后不再有任何活动,立刻上床睡觉。服用利尿药物时,应将便盆提前备好,行为不便时,避免反复下床活动。服用降压、降糖药物时应定时监测血压和血糖变化。

(5)遵照起床三部曲:①第一步,醒来后躺30秒;②第二步,起身在床上坐30秒;③第三步,在床旁坐30秒。

下床活动的动作宜缓慢,先在床边坐5~10分钟,无头晕等不适时再下床活动,以防体位变化过快导致低血压的发生。在行走中出现头晕,应及时扶物站立或蹲下,避免跌倒,通知医务人员,在医务人员陪同下返回病房。患者烦躁不安、意识不清时,应采用保护性约束,并安全使用床栏。提高遵医行为,避免盲目活动训练,身边应有人陪同。

对于存在跌倒风险的脑卒中患者,有效采取预防措施可以避免跌倒。

24. 远离脑卒中,生活中应注意哪些问题?

生活中脑卒中严重影响人们的生活质量,远离脑卒中要以"健康四大基石"为主要内容,即"合理膳食,适量运动,戒烟限酒,心理平衡"。

(1)控制饮食:享受低盐(每天6克以内)、低脂肪和低热量饮食,简朴膳食模式食物为主,蔬菜、水果、豆类、鱼、粗制大米或面粉构成的食品中富含不饱和脂肪酸、胡萝卜素、维生素E,可降低脑卒中的风险。少吃甜食。

(2)运动:每天适当的活动,每次至少30分钟。若是老年人或者身体虚弱者,避免剧烈运动,可进行慢跑、散步、太极拳等有氧运动。活动可有效促进血液循环,提高机体抵抗力。

(3)药物:高血压及糖尿病等疾病要按时服用药物,不可随意增减药物或者擅自停药。高血压是引起脑卒中的重要危险因素,应引起足够的重视。高血压患者应长期服药,同时监测血压,服药期间应注意用药的不良反应,如胃肠道不适等,若有不良反应,应及时咨询医生。

(4)避免脑卒中诱因的刺激:情绪激动,用力排便,过于劳累,暴饮暴食,气温骤变及季节的变换等都是脑卒中的诱发因素,生活中应注意避免诱因的刺激。

(5)脑卒中的季节性预防:冬季因为气温低,血管收缩,血压升高,易发生出血性脑卒中。夏季气温高,血管扩张,血压降低,易发生缺血性脑卒中。所以,冬季应注意身体的保暖,夏季要多饮水,补充机体损耗的水分,避免因血液黏稠而引起脑血栓。

(6)戒烟限酒:吸烟者的脑卒中风险为不吸烟者的两倍。每天饮酒(乙醇含量超过60克)时发生脑卒中的危险明显增加。

保持良好生活方式,定期进行健康体检。生活规律化,防止情绪波动。随着生活方式的改变,应该养成健康的生活习惯,如戒烟戒酒、规律起居饮食等都可以有效减少脑卒中发生的风险。同时,每天保持适量运动和膳食平衡,摄入充分的水果、蔬菜、谷类及适量的蛋白质,此外,及时治疗可能引起脑卒中的疾病,如糖尿病、冠心病、高脂血症、肥胖等,从而预防脑卒中的发生。

关爱生命,远离脑卒中!尤其是中青年人,对自己多一份关爱,就会减少疾病的的发生率和致残率。保证健康的身体,才有美好的明天。早期识别脑卒中发生,及时规范治疗配合强化康复都能大大降低疾病风险,减少后遗症发生,提高我们的生活质量。希望大家增加对脑卒中的认识,把脑卒中预防与自身生活相结合,规律起居,饮食有节,调畅情志,拥有健康生活。

脑卒中患者肢体康复锻炼

25. 脑卒中患者家庭康复锻炼方法有哪些?

康复锻炼对脑卒中患者的预后起着重要作用,及时有效的康复锻炼可以减少后遗症的发生,据相关研究报道,脑卒中的致残率高达85%以上,其中约15%的患者日常生活不能自理,开展康复训练,可以有效恢复神经功能,降低脑卒中的致残率。脑卒中的康复锻炼不仅仅局限在医院内,出院以后的家庭康复锻炼也尤为重要。

(1)偏瘫后康复治疗开始时间:患者生命体征稳定,症状体征不再进展,应尽早行康复治疗。

(2)早期可以将患者摆放良肢位:鼓励患侧卧位,适当健侧卧位,尽可能少采用仰卧位,应尽量避免半卧位,保持正确的姿势。

(3)早期康复训练应以循序渐进的方式进行。

(4)上肢训练:患者平卧于床上,双手呈 Bobath 握手(双手交叉相握,掌心相对,患侧手拇指置于健侧手拇指之上),双手水平向前,然后屈曲肘关节,将双手放在胸前,患侧肘关节尽量向前,使得腕关节伸展。

(5)下肢训练:患者平卧于床上。可主动做踝泵运动(患者平卧或坐于床上,大腿放松,然后缓慢最大角度做踝关节趾屈动作,也就是向上勾起脚尖,让脚尖朝向自己,维持10秒左右,之后再向下做踝关节背伸动作,让脚尖向下,保持10秒左右)循环反复,一次做3~5组,一天做4~6次。

(6)根据患者病情做一些肢体关节的屈伸、外展、内旋等动作、平衡训练、言语康复训练等。

(7)康复训练原则:从大关节到小关节,从近端到远端,患者能配合锻炼。患者要主动参与,完全不能配合者由他人被动活动,家属鼓励患者自己能做的事尽量自己做。

(8)可以参照视频、图片学习康复锻炼动作,每天定时定点,坚持康复锻炼。

家庭康复锻炼不仅能够帮助患者掌握康复锻炼的内容,而且其心理干预和疏导可缓解患者焦虑、抑郁等不良情绪,增加患者战胜疾病的信心。

偏瘫患者穿衣法

26. 偏瘫患者如何正确穿衣?

在神经科,经常会遇到生病后落下偏瘫后遗症的患者,这些患者在家恢复时期,穿衣、吃饭等都是需要解决的大问题。如果不能自己进行,就会对患者及家属造成身体和精神上的压力,下面就给大家讲解一下偏瘫患者自行穿脱衣物的方法,学会自己穿脱衣物,生活自理,减轻家属压力。先用健侧的手将衬衣的袖子套在患侧的手上,再用健侧的手将衬衣披在后背上,然后将健侧的手伸进披在背后的衬衣键侧袖中,从袖口伸出,最后用健侧的手系好扣子。

穿裤子时,先把裤子慢慢套到患侧的脚上,再将裤子套到健侧脚上,慢慢向上拉至膝盖处,然后健侧手扶凳子或床头桌,缓慢站起,用健侧手将裤子提到腰部,系好腰带,即完成穿衣。

27. 偏瘫患者如何正确脱衣?

偏瘫患者
脱衣法

掌握了单手穿衣的本领,熟练的脱衣也是必不可少的。那么我们就来学习一下如何正确脱衣,先用健侧的手解开衣扣,身体向患侧倾斜,将上衣沿健侧的肩拉下,脱出健侧手,使上衣落到背后,然后再用健侧的手抓住上衣,脱出患侧的手。

脱裤子时,先用健侧的手解开腰带。露出臀部,接下来身体前倾,用健侧手扶着凳子或床头桌站起,使裤子落到膝部,缓慢坐下。先将健侧的脚从裤子中脱出,然后再用健侧的手将患侧脚靠近身体,将患侧脚从裤子中脱出,即完成脱衣。

28. 偏瘫患者如何进行体位转移?

体位转移

为了帮助患者早日生活自理,回归家庭和社会,必须尽早开展日常生活动作训练,体位转移技术是运动训练的重要内容。体位转移是人体从一种姿势转移到另一种姿势的过程,包括卧、坐、立、行等各种姿势的改变。训练原则为:患者完全不能活动时,采取辅助方法;随着活动能力的提高,逐渐减少辅助量,最终达到完全自理。

(1)床至轮椅转移:将轮椅置于患者患侧床尾,与床呈30°~45°角,刹好手刹;指导患者将健侧腿放在患侧腿下,健侧手扶着患侧床边;辅助者轻扶患侧,带动患者至床边;辅助者一只手下压患侧骨盆,另一只手在患者肩下帮助患者抬起躯干,同时患者用健侧手来推动上身起床,把双脚移至床边,坐稳后,分开双腿,躯干微向前倾;以健侧手撑起身子,将身体部分的重量放在健侧腿上;患者将健侧手放在轮椅扶手中央,以健侧脚为中枢轴旋转身子,辅助者用膝部顶撑患者患侧膝部,一只手置于患侧腋下,协助患侧上肢肩胛带上提,另一只手提握髋部裤袋,协助患者完成站立、旋转、坐下的转移过程;同时稍推患侧髋部,使双侧臀部均坐在椅子的后部;整理好坐姿,系好安全带,将软枕放在患侧上肢下,将双脚放在踏板上,松开手刹,完成转移。

(2)轮椅至床转移:轮椅置于患者患侧床尾,与床呈30°~45°角,刹好手刹;将软枕从患侧上肢下取出,解开安全带,帮助患者坐到椅边,双脚平放于地面上,身体前倾;辅助者站于患者面前,用膝部顶撑患者患侧膝部,一只手置于患侧腋下,协助患侧上肢肩胛带上提,另一只手提握髋部裤袋,协助患者完成站立、旋转、坐下的转移过程;同时稍推患侧髋部,使双侧臀部均坐在床上,坐姿平衡,用健侧腿来提起患侧腿,将双脚提至床上,将健侧手放在床上来帮助转身;辅助者一只手放在患者肩部,另一只手放在患者膝关节下,辅助患者躺回床上,整理好床单,完成转移。在偏瘫患者的生活中,轮椅就像影子一样与之密不可分,成为患者的双腿。因此教会患者轮椅转移尤为重要。

29. 偏瘫患者如何进行踏步锻炼?

为了改善膝关节的控制能力,增强膝关节的肌肉力量,偏瘫患者可以选择踏步运动进行康复锻炼。它是一项比较简单的康复锻炼动作,居家生活中实用性也比较强。我们可以在楼梯处用健侧手扶住楼梯扶手,患侧脚踏上一步楼梯,健侧肢体带动患侧肢体,重心向前、向后,脚部不要移动,重复10 次,也可以根据个人情况增减次数。

踏步运动

30. 自测血管是否健康有哪些方法?

血管是我们赖以生存的源泉。人体的血管分为动脉血管和静脉血管,动脉在人体深部,是看不到的,但是有些动脉是可以触摸到的,比如股动脉、桡动脉、肱动脉、足背动脉等。我们常见的手、脚都可看见静脉血管,其实,不管是脑出血、脑血栓还是脑梗死,其根本原因都是血管出现了问题,所以才会在一系列诱发因素下,引发严重疾病。那么,你的血管健康吗? 不妨自测一下。

(1)双手使劲握拳 30 秒后松开,如果 10 秒内手掌被血色充盈,预示血管较为健康,血管弹性较好;如果 10 秒内没有恢复红润,可能预示血管损伤。

(2)以下表格中 12 项,你符合几项?

1	最近情绪压抑	7	爬楼梯时胸痛
2	过于较真	8	手足发凉、麻痹
3	爱吃方便食品及饼干、点心	9	经常丢三落四
4	偏食肉类	10	血压高
5	缺少体育锻炼	11	胆固醇或血糖值高
6	每天吸烟支数乘以烟龄,超过 400	12	亲属中有人死于脑卒中、心脏病

符合项数越多,血管年龄越大。符合其中的 0 ~ 4 项,血管年龄尚属正常;符合 5 ~ 7 项,说明血管年龄比生理年龄大 10 岁;符合 8 ~ 12 项,说明血管年龄比生理年龄大 20 岁。

注意:以上自测结果仅供参考,实际血管情况,请以医生判断为准。

31. 您不知道的养生小口诀有哪些?

随着人们生活水平的提高,现在注重养生的人越来越多,不管是年轻人还是老年人,都成了养生一族。除了大家耳熟能详的"冬吃萝卜夏吃姜"、"饭后百步走"等,还有哪些养生小口诀呢?

一日两苹果,小病绕着走;

核桃山中宝,补肾又健脑;

胡萝卜,小人参;经常吃,长精神;

西红柿,营养好,貌美年轻疾病少;

多吃芹菜不用问,降低血压很管用。

养生的作用不仅仅是延年益寿,更能增强体质,预防疾病,提高生活质量。

32. "想吃什么身体就缺什么"这种说法正确吗?

在生活中很多人多说"想吃什么身体就缺什么",这一言论的盛行将很多人带入误区。其实这个言论并没有科学依据。不知道大家有没有发现一个现象,过了一个节,大家都变得喜欢吃节日小吃,难道我们身体里都缺这个东西吗? 不,这就是我们的一种饮食习惯,因此,养成健康的生活习惯、树立正确的保健观念非常重要。从短缺经济时代过渡到现在,我们周围的环境已经发生了很大变化。就拿吃饭来说,现在什么都可以买得到了,但是我们却不知道怎么去吃了。有人说,"我想吃的就是我身体需要的"。试着想一想,是为舌头的感觉而吃,还是为身体的健康而吃? 前者必然会导致偏食、挑食、营养摄入不均衡。比如以往对于植物油的观念,中国人有个习惯就是炒菜油放少了不香,很多人炒菜时油放很多。其实,植物油的热能和动物油几乎是一样的,每100克都是900大卡。很多人就是因为吃了过多的油而造成身体的肥胖和超重。中国营养学会推荐的植物油每人每天应摄入25克(半两),但是我们现在全国平均人均摄入40克。40岁以上的人每天的饮食习惯应坚持"十个网球"愿则:不超过1个网球的肉类,相当于2个网球的主食,要保证3个网球的水果,不少于4个网球的素菜。因此养成很好的饮食习惯,对自身是非常有必要的,不要为了满足自身的一时口食之欲,任其发展,最终会变成胖子甚至患上贪食症。

33. 为什么多吃蔬菜水果很重要?

五颜六色的蔬菜、水果不仅点缀美化了大自然,而且还为人类提供了极其丰富的维生素、无机盐和膳食纤维。

以前中国人吃蔬菜比肉多。近20年我们吃蔬菜从人均四百多克降到现在二百多克。本应该多吃的东西反而吃得很少,或者是越来越少;应该限量吃的东西,比如肉类、油脂类却大幅度增加,而且这个趋势似乎还没有转变的苗头。再比如说水果,这是对健康非常好的食物,应该作为每天每顿饭的必备食物。但是我国国民一直吃水果很少,特别是男士们常常吃得不多,认为那是零食。有研究表明,水果里面含有大量的非常好的营养素,可以降低很多疾病的发病率和死亡率,比如说冠心病的发病风险可以降低39%,肺癌可以降低30%左右,脑卒中可以降低31%。这是大量的人群实验证明了的,应该据此调整我们的膳食结构,虽然水果对身体的好处很多,但每天的摄入也不可过多,建议每天水果摄入约400克。

近年来对蔬菜水果的研究发现,一些蔬菜水果还具有很强的抗氧化作用,可以清除体内各种自由基,从而预防氧化损伤所引起的各种疾病以及衰老,由此更加引起人们对蔬菜水果的兴趣。

34. 脑卒中患者需要服用哪些药? 如何护理?

脑卒中预防中药物预防至关重要,且要坚持、长期服用,用药过程中还要定期检测各项指标,有无副作用等。

(1)他汀类药物:作用为调脂及稳定斑块,延缓动脉粥样硬化进程。常规睡前口服,定期检测肝功、肾功能(建议每3个月1次)。

(2)抗血小板聚集药物:在服用药物期间应注意观察皮下有没有出血点,牙龈有无出血,大便有无呈黑色(上消化道出血时大便呈黑色,下消化道出血时为血便),出现以上情况应及时就诊,严格按照医嘱用药。

(3)降压药物:降压药物种类繁多,降压机制各不一样,故在服用降压药物时切记不要擅自停药、换药、改药,一定要在医生指导下进行。

(4)降糖药物:应定时检测血糖,可测空腹血糖或餐后2小时(第一口饭开始计时)血糖,切记不要擅自停药、换药、改药,一定要在医生指导下进行。

在服药过程中定期到医院检查肝肾功能,有无恶心胃肠道症状,有无出血倾向,如牙龈出血、大便变黑、身上有瘀斑、出血点等,出现异常现象到医院就诊。

(葛运利　张桂芳　仝其娅　郭　丹　行君　侯　琨　顾晓乐　王丞迪　许悦悦　袁洋　李　蕊　张婧爽　郭晓慧　霍晓冉　白　兵　李灿灿　赵燕燕　宁淼淼)

三、中枢神经感染性疾病

中枢神经系统感染性疾病是由细菌、真菌、病毒等多种病原体侵入中枢神经系统所致的急性或慢性炎症性疾病。本病可以影响所有年龄段的人，每年在世界范围内会导致数百万人在 24 小时内死亡。主要表现为发热、头痛、恶心、呕吐、颈部僵硬、精神失常、嗜睡、昏迷等症状。老百姓经常说，治病得除根。那么，面对有以上症状的患者，是不是要延续"脚痛医脚、头痛医头"的治病方案呢？症状得到缓解后，是不是就解决问题了呢？我们都知道世界上的微生物千千万万，即使是同一种，也不尽相同，所以治疗也就不能一概而论。因此，进一步的感染病原体检测对于患者的治疗及预后尤为重要。

1. 什么是病毒性脑炎？

大家对"小儿麻痹症""乙脑""痄腮"等疾病已屡见不鲜。这些疾病都是由于感染病毒引起的，且这些病毒都可能导致严重的中枢神经系统感染，具有较高的致死率、致残率。

一名 45 岁的商人，平时工作较忙，一次咽痛的情况下与朋友酗酒。3 天后出现发热、头痛，自行服用感冒药，不适感没有缓解，也没有过多在意。后来又频繁恶心、呕吐、不认识人、说胡话，家人将他送往当地医院，在进行了对症治疗后，病情一直不见好转，随后又出现了抽搐、昏迷。此时，家人认识到了情况的严重性，将他紧急送往上级医院。入院后行头颅磁共振检查发现双侧异常病灶，脑脊液基因学检查发现单纯疱疹病毒 2 型，被诊断为"单纯疱疹病毒性脑炎"。在 2 周持续抗病毒治疗期间，他的意识逐渐恢复，治疗结束后癫痫未再发作。医生嘱他出院后注意休息、避免劳累，并告知疾病再次发作风险。

病毒性脑炎是指病毒感染侵犯到脑实质而引起的炎症反应，好发于老年人、免疫力低下人群。疾病发生时会出现发热、头痛、流涕、咽痛、恶心、呕吐等类似感冒的症状，往往被人忽视。随着病情的进展，人会变得全身发软无力、精神萎靡。因此，及时就医显得尤为重要。

2. 病毒性脑炎会传染吗？

中枢神经系统病毒感染最常见的是病毒性脑炎。一听到"病毒"，很多老百姓都会紧张的问："会传染吗？"并不是所有的病毒性脑炎都是传染病。

病毒性脑炎

有传染性的病毒性脑炎属于急性传染病。例如,流行性乙型脑炎是由乙型脑炎病毒引起的,传染源为患者及受感染的动物(如猪、牛等家畜和鸭、鸡等家禽),通过蚊虫叮咬传播,多见于夏秋季。多数人发病前1~3周有上呼吸道及胃肠道感染史,接触动物或蚊虫叮咬史。所以,流行性乙型脑炎是会通过蚊虫叮咬传染的。其他常见的病毒有肠道病毒,肠道病毒其实主要包括脊髓灰质炎病毒、柯萨奇病毒A和B、埃可病毒等,它们主要经粪-口途径传播。"粪-口途径"即从"粪"到"口"的传播,如存在于患者粪便中的轮状病毒,排出后常污染水源、食品、衣物、玩具、用具等,当健康人接触了这些物品时,会通过手、口途径进入人体,引起消化道病变。比如用带有病毒的粪便去给蔬菜施肥,我们在食用蔬菜时没有彻底洗干净或者上完厕所后没有洗手,都会把病毒带入人体。因此,大家一定要注意手部卫生,养成饭前便后洗手的好习惯,同时不食生、冷及过期等不洁食品,这样我们才能最大限度杜绝此途径的传播。随着理化环境的改变,病原体的特点也出现了相应变化,使得原来不致病的病毒发生变异,开始感染人类,并且开始出现新的致病病毒。有些病毒导致的疾病在一定程度上存在暴发流行的可能,如病毒性脑炎,其主要预防措施是隔离、消毒、保护易感人群。对易感人群,要按时接种麻疹、风疹、腮腺炎、乙型脑炎等疫苗,才能有效预防病毒性脑炎的发生。

3.怎么判断是否患有病毒性脑炎？如何预防病毒性脑炎？

病毒性脑炎是病毒直接侵犯脑实质而引起的弥漫性炎症性疾病,常表现为发热、抽搐、不同程度的意识障碍,重则昏迷或死亡。因此,及早发现并治疗至关重要。如果您有头痛、发热、恶心、呕吐、食欲减退、腹泻和全身乏力等症状加重,甚至出现抽搐、脖子硬、舞蹈样动作等症状时,则需要考虑到脑炎的可能性。此时,一定要去正规医院的神经内科就诊,进行腰椎穿刺、头颅磁共振等重要检查来进一步明确诊断,像脑脊液常规和生化检查、细菌培养、宏基因组二代测序等检查,更是诊断脑炎的杀手锏,为我们提供巨大的帮助。其中脑脊液检查,它就像诊断该病的"大侦探",正常脑脊液的颜色是无色透明的;混浊的脑脊液常见于化脓性脑膜炎、结核性脑膜炎等;病毒性脑膜炎的脑脊液则是呈毛玻璃状。脑脊液蛋白轻度增高,细胞计数正常或轻度增高等也都是病毒性脑炎的表现。

预防病毒性脑炎是至关重要的,在日常生活中,我们要锻炼身体,增强免疫力,预防感冒;做好灭蚊、防蚊措施,切断传播途径;按时接种麻疹、风疹、腮腺炎、乙型脑炎等疫苗;多食用高蛋白、富含钙、维生素的食物,如牛奶、鸡蛋、豆类、瘦肉等。此外,要注意手部卫生,避免粪-口途径传播。

4. 什么是新型隐球菌性脑膜炎？"和平使者"为什么变得危险了？

忙碌的生活之余，我们总会闲情逸致一番，有人养花种草，有人养鱼遛鸟。说到遛鸟，今天要说的这位大爷，养的鸟真"不一般"。78 岁的张大爷退休在家，闲来无事在院子散养了几只鸽子。鸽子到处飞，每天处理粪便可累坏了这位大爷。一天，他感觉有些疲倦、慵懒、畏寒、低热，觉得可能太累了，就自行口服退热药，也没太在意。疾病加重后开始频繁地头痛、恶心、呕吐、视物模糊，家人把他送到医院治疗。家人还告诉大夫，可能最近老人落枕了，经常说脖子有点发硬，这引起了医生的思考，认为他可能得了"脑膜炎"。经过腰椎穿刺检查，脑脊液培养、墨汁染色发现新型隐球菌，被确诊为"新型隐球菌性脑膜炎"。给予两性霉素 B 与 5-氟胞嘧啶治疗一段时间后上述症状得到缓解。洁白高雅、平和温顺是人们对鸽子的一贯印象，但很多人不知道，这些被誉为"和平使者"的鸽子所携带的致命真菌却是导致脑膜炎的"隐形凶手"。

新型隐球菌性脑膜炎是由新型隐球菌侵入中枢神经系统引起的炎症性疾病，好发于老年人、艾滋病患者和其他免疫力低下人群。这类疾病的主要治疗药物是糖皮质激素和免疫抑制剂，长期应用这一类药物会加重细胞免疫和体液免疫的缺陷，而疾病本身也会造成免疫功能受损及紊乱，使机体抵御感染的能力降低。如今，新型隐球菌脑膜炎已是一种在全球范围内广泛感染的疾病，死亡率高达 25% ~65%。

新型隐球菌是致病菌，喜欢在干燥的碱性和富含氮类物质的土壤里繁殖，鸽子和其他鸟类为其中间宿主。一旦发生感染，免疫力低下的人群及滥用抗菌药物者最容易被侵犯中枢神经，引起新型隐球菌性脑膜炎。研究发现，饲养鸽子者新型隐球菌感染发生率比一般人高出几倍，所以新型隐球菌性脑膜炎与接触鸽子是有关系的。虽然新型隐球菌性脑膜炎较少发生于健康人群，但在喂养鸽子、清理鸽舍特别是处理鸽粪的过程中，仍需注意自我防护。最好戴口罩、手套，鸽粪采取消毒后深埋或集中焚烧处理，避免新型隐球菌传播。由于新型隐球菌更易感染有基础疾病和免疫功能低下者，所以这些朋友最好不要饲养鸽子，并且要尽可能远离鸽子的栖居地。

5. 新型隐球菌是如何侵入脑膜的？有哪些主要表现？

新型隐球菌广泛存在于土壤、蔬菜、牛奶、草地及鸽粪中，鸽子和其他鸟类是隐球菌的中间宿主，鸽粪被认为是最重要的传染源。大脑是我们人体的"司令部"，新型隐球菌如何侵入我们大脑"司令部"的呢？我们会通过呼吸道或鼻黏膜吸入传染源中的隐球菌孢子，当机体免疫力下降，如身体有严重创伤,长期大剂量使用抗生素或免疫抑制剂时,隐球菌孢子会经血行播散进入颅内,然后就引起新型隐球菌性脑膜炎。此外,吃进带菌食物,经肠道播散也可引起感染。

新型隐球菌侵入我们"司令部"后,如何"捣鬼"呢?大部分患者慢性发病,刚开始隐球菌就像奋力向上攀爬的爬山虎一样,刚刚露出触角,导致的症状主要包括发热、逐渐加重的头痛、恶心、呕吐、精神和神经症状。但是随着病情进展,就像向上攀爬的爬山虎已经长出枝叶,此时隐球菌也精力旺盛,可能累及脑神经,出现耳鸣、耳闷、失聪、复视或视力模糊等。最后,出现脑炎症状后患者会有肢体无力、感觉异常、癫痫发作和痴呆等表现。一般抗生素治疗无效,病情会逐渐加重,出现剧烈的持续性头痛,恶心、喷射样呕吐,甚至陷入昏迷状态。

6. 如何预防新型隐球菌性脑膜炎?

在日常的生活中,避免过度劳累,生活作息规律,加强营养,适当体育锻炼,避免抽烟、喝酒、熬夜;避免长期大量应用广谱抗生素、免疫抑制药;防治结核病、糖尿病等易引起隐球菌性脑膜炎等原发病;早期综合治疗,减轻并发症,降低死亡率;新型隐球菌多由呼吸道吸入,注意增强体质,预防上呼吸道感染;鸽子是主要传染源,所以,尽量少接触鸽子,防范由此途径传染。新型隐球菌性脑膜炎如未经治疗则患者的死亡率可高达100%,致残率为50%(如失明、失聪等)。新型隐球菌和我们的生活密切相关,所以生活中我们要警惕新型隐球菌这一"幕后黑手"。

7. 曲折的"抗痨"之旅,谁懂其中之艰难?结核病为什么难治愈?

旧时民间痨病泛滥,百姓们谈痨色变,愚昧无知和封建迷信的民众认为人血可以医治肺痨(肺结核病),处决犯人时,便有人向刽子手买蘸过人血的馒头治病。这种现象在鲁迅的短篇白话文小说《药》中有所描述,最终小栓还是因"肺痨"去世。现如今,痨病的发病形式也"与时俱进"了,让我们通过我们接诊的一位患者来了解一下。

一名35岁已婚女性,长期的不孕不育困扰了夫妇俩好久。前不久,查出"输卵管粘连",考虑到自然受孕希望较小,于是做了"输卵管疏通+试管婴儿"术,怀孕的消息让一家人都有了希望。怀孕后她开始出现低热、恶心、呕吐,以为是正常的妊娠反应,没有太在意,对症口服了一些药物,不适感没有得到很好的缓解。3个月过去了,恶心、呕吐还没有终止,突然有一天下午她开始肢体抽搐起来,逐渐加重,后来意识不清、叫不醒了,家人意识到病情可能不仅仅是妊娠反应那么简单了,紧急将她送到了医院。入院后经头颅核磁共振检查发现脑膜强化,脑脊液病原基因检测发现结核分枝杆菌(结核杆菌)利福平耐药基因,同期脑脊液病原二代测序也提示结核杆菌,诊断为"结核性脑膜炎"。于是,按照耐药结核病治疗方案给予联合抗结核治疗,考虑到药物的不良反应,孕中期行"人工流产"术,长期、规律抗结核治疗后出现好转。

结核病之所以难治愈,主要原因是结核杆菌的类型很多,有多个细胞型。在抗生素的作用下,敏感型的结核杆菌很容易被杀死,非敏感型的就在体内潜伏下来进入休眠期,并且会产生一定的耐药性,等到身体免疫力降低时就会复发。近年来,因为结核杆菌的基因突变、抗结核药物研制相对滞后和艾滋病患者的增多,国内外结核病的发病率及病死率逐渐增高。

8. 什么是结核性脑膜炎？主要表现有哪些?

大自然中悄无声息地存在各种各样的细菌。但在细菌王国里,有的很脆弱,有的却非常顽固,结核分枝杆菌就是其中非常顽固的一种。我们要讲的结核性脑膜炎,它也是细菌性脑膜炎的一种特殊类型。通俗地说,就是结核杆菌侵犯到我们的脑膜引起的疾病,是结核病中最严重的肺外结核病型,也是小儿结核病致死的主要原因,常在初染结核 1 年内发生,尤其在初染结核 3~6 个月内发病率最高。结核性脑膜炎发病隐匿,多为慢性病程。早期表现主要为发热、头痛、呕吐、颈项强直、结核中毒症状如低热、盗汗、食欲减退、全身倦怠无力等。如未及时治疗,在发病 4~8 周时常出现脑实质损害症状,如精神差、淡漠、妄想、癫痫发作,也会出现昏睡或者不认识人。

9. "结核性脑膜炎"会像"肺结核"一样传染吗?

结核性脑膜炎患者不一定都患有肺结核,同样患有肺结核的患者不一定都出现结核性脑膜炎。像每次掷骰子一样,不一定每次都会出现 6 点向上,这是一个概率事件,有 5%~15% 的肺结核患者会继发结核性脑膜炎,约占神经系统结核的 70%。结核性脑膜炎是一种弥漫性非化脓性炎症性疾病。有两种感染途径,多数是由于肺、泌尿系统、消化系统、淋巴结、脊柱等结构或组织结核病灶中的结核杆菌经血行播散;少数因脑内结核球或脊柱结核的干酪样病灶破裂,结核杆菌进入蛛网膜下隙,感染软脑膜,也可侵及脑实质和颅内血管。

结核性脑膜炎和肺结核是两个概念,肺结核是会传染的,但是结核性脑膜炎却不像肺结核那样具有传染性。因为脑膜在颅内是封闭的,脑膜上的结核杆菌不会暴露在空气中。而肺结核就不同了,肺结核患者如果咳痰,痰中带有结核杆菌,然后痰液在空气中蒸发,结核杆菌就会在空气中传播。人吸入到肺内就可能得肺结核,所以,结核性脑膜炎是不会像肺结核那样传播的。

10.结核性脑膜炎怎么规范治疗?

由于结核性脑膜炎病程长,细菌顽固,要想根除,它的治疗便显得至关重要。结核病的治疗要坚持早期、规律、全程、适量、联合的原则。"早期"就是对所有检出和确诊患者立即给予抗结核药物治疗,有利于迅速发挥早期杀菌作用,促使病变吸收和减少传染性。"规律"就是严格按医嘱要求规律用药,不漏服,不停药,以免产生耐药性。"全程"就是保证完成规定的治疗时间。"适量"就是严格按药物剂量用药,药物剂量低不能达到有效的血药浓度,影响疗效和易产生耐药性,剂量过大易发生副作用。"联合"就是同时采用3~4种抗结核药物治疗以提高疗效,抗结核药物主要有利福平、异烟肼、乙胺丁醇、链霉素、吡嗪酰胺等。结核病是一种慢性病,短时间用药后虽然能缓解,甚至病灶消失,但病灶内的结核杆菌并没有被完全杀灭。在治疗过程中,常常会出现一些药物的不良反应,如食欲减退,视物重影,肌肉酸痛等。一旦擅自减药或停药,未被杀灭的结核杆菌可再次大量繁殖,导致结核病复发。大量科学研究和临床经验表明,用药不规则或不完成疗程是治疗结核病失败的重要原因。所以,必须严格按照医嘱用药,最大限度地杜绝疾病复发。

11.如何做好结核性脑膜炎的预防? 我们为什么要接种卡介苗呢?

不知道大家平时有没有发现我们的上臂有一朵"花儿",这是接种卡介苗之后留下的。我们人体一般在出生时都会接种卡介苗,接种后皮肤经过红肿浸润、脓疱、结痂后会形成瘢痕,就像一朵"花儿",这也是有效接种卡介苗的标志。

其实,接种卡介苗就是为了预防结核病的产生,同样也是预防结核性脑膜炎的发生。有效的卡介苗接种可防止或减少结核性脑膜炎的发生。根据临床观察,结核性脑膜炎患者大多数没有接种过卡介苗,少数患者虽出生时接种过,但未定期复种,也不能形成抗体。因此,新生儿接种卡介苗及以后的复种工作,实在不容忽视。

早期发现成人结核病患者,加强成人结核的管理和治疗。而对于和小儿密切接触的人员,如父母、幼儿园和小学里的教师,要做好防结核工作,已患结核核性脑膜炎的病人,应住院治疗。由于抗结核是一个比较漫长的过程,所以住院时间一般不少于3~6个月。另外,我们应加强锻炼,增强体质,保持乐观,劳逸适度,提高机体免疫力,减少发病。

12. 结核性脑膜炎患者应注意些什么?

结脑最凶险的并发症就是颅内压高引起脑疝。因此,结核性脑膜炎患者应保持病室清洁、整齐、安静,光线暗淡,注意通风,避免多次搬动患者颈部或突然变换体位。保持大便通畅,便秘者给予缓泻剂来避免颅压升高造成的危险。结核性脑膜炎患者需要供给充足的高蛋白质和足够的热能,以补充消耗。脂肪摄入不宜过高,荤素搭配适当,不要过于油腻,以免影响消化。膳食应具有丰富的无机盐和维生素,有利于病灶的钙化,病体的恢复。有咯血的患者,应增加铁剂的摄入。长期低热的患者,可多食牛奶、鸡蛋、瘦肉、鱼、豆腐等,以补充蛋白质代谢的消耗,增强身体抵抗力。注意膳食纤维素的供给量,多吃新鲜的蔬菜、水果、粗粮。"抗痨"路漫漫,患者病情长、精神压力大,有恐惧心理,甚至悲观绝望,因而要让患者对该病有充分的认识和准备,解除思想顾虑,树立战胜疾病的信心,以最佳的心理状态积极配合治疗。

13. 什么是脑囊虫病? 它是怎么得的? 如何预防呢?

猪肉是老百姓餐桌上常见的肉食,我们可以红烧、油炸,也可以包饺子、做馄饨,说起来就垂涎欲滴,可接下来要说的事儿,可能就不那么令人有食欲了。

大辛是一位猪场的屠夫,因头痛到医院就诊,最初诊断为"偏头痛",开了口服止痛药物,嘱咐他回家规律服药。2周后因突发抽搐住院治疗,询问后得知头痛症状一直没有得到缓解并且加重了。他开始呕吐,身上长了很多小疙瘩,以为是药物过敏了,而且最近总感觉脖子发硬。经过查体后,医生认为大辛可能得了"脑寄生虫"病。入院后检查头颅核磁共振发现患者脑部有很多环状的强化信号,血液寄生虫全套检查发现囊虫抗体阳性,皮下结节经活检证实为囊虫,诊断为"脑囊虫病",给予"吡喹酮"及抗癫痫药物治疗后病情好转,癫痫、头痛症状缓解。

脑囊虫病是由寄生虫(猪绦虫为主)所传染的一种顽固性颅脑内疾病,表现为头痛、浑身无力、肢体运动障碍,最严重的是继发癫痫,视物不清,甚至失明,是我国最常见的中枢神经系统寄生虫病之一。主要好发于我国华北、东北、西北地区,农村多于城市,好发于青壮年,国内报道 14 ~ 50 岁发病者占80%,男女比例大约为 5 : 1。病因是食用了未经恰当处理的含有绦虫卵的食物、水源,虫卵发育成囊尾蚴,经消化道穿出肠壁进入肠系膜小静脉,再经体循环而到达脑膜、脑实质以及脑室内。自从国家食品安全管控之后,脑囊虫的发病显著减少,但每年还会有散发病例出现。囊虫病的预防主要是不吃生菜、生肉,饭前便后要洗手,以防误食虫卵。另外,猪肉最好在

−12～−13 ℃的温度中冷冻 12 小时后食用,这样可以把囊尾蚴全部杀死。一旦发病要及时入院治疗,因此在日常生活中我们不能轻易陷入"美食诱惑",一定确保食物的安全。

14. 如何识别"米猪肉"?

老百姓面对菜市场上一排排看似新鲜的猪肉,如何慧眼挑选健康优质的呢? 被猪带绦虫寄生的猪肉通常称为"米猪肉""豆猪肉"或"珠仔肉"。辨别米猪肉,主要以看为主,米猪肉一般不鲜亮,肥肉、瘦肉及五脏、器官上都有或多或少米粒状的囊包。囊包虫呈石榴籽状,寄生在肌纤维(瘦肉)中。用刀子在肌肉组织上每隔 1 厘米切一刀,在切面上仔细看,如发现肌肉上附有石榴籽一般大小的水泡,即囊包虫。简单地说,切肉的时候切出小米粒装的东西就有可能是米猪肉。猪肉中的猪带绦虫属人畜共患的寄生虫,它的成虫寄生在人的小肠中,可引起消化不良、腹痛、腹泻或者便秘等症状。如果它的幼虫囊尾蚴寄生于人体,其危害性比成虫大得多,严重者导致死亡。人因食用在烹炒时未煮熟透的猪肉或因生熟刀具不分等,导致含囊尾蚴的猪肉进入人体,就会引起脑囊虫病。所以在日常生活中,一定要有一双慧眼来识别安全的食材。

15. 为什么生食水产品容易感染脑寄生虫? 如何处理才能避免寄生虫的感染?

随着生活水平的提高,很多年轻人喜欢生食海鲜,认为海里的食物营养价值更高,也更卫生。殊不知,海产品也容易感染脑寄生虫病。

海水中的生物因为生活在盐度较高的环境,其体内的寄生虫较难生存,所携带的寄生虫也就相对较少。而生活中我们在菜市场购买的水产品很多都是养殖的,如淡水鱼类、虾类等,它们体内含有寄生虫的可能性非常高,所以生吃这些鱼类,很容易被感染。蒸煮是最安全的烹调方式,彻底煮熟水产品基本可以杀死所有寄生虫。当烹调温度达到 100 ℃后,再持续几分钟,直到其彻底烧熟煮透,就可以将隐藏在水产品中的细菌和寄生虫杀掉。蒸煮的具体时间以品种、大小的不同而略有区别。除了高温煮熟水产品以外,低温处理也可以避免寄生虫感染。目前的科学报道证明,在−20 ℃以下的低温环境中,异尖线虫的存活期不超过 24 小时。也就是说在−20 ℃以下的低温中冷冻 24 小时以上,也可以杀死寄生虫。因此,我们生食水产品的时候要提高健康理念,防止因"尝鲜"带来的疾病。

16. 酒精、醋、芥末等调味料能杀死寄生虫吗?

蔬菜上也可能携带动物寄生虫幼虫或是虫卵,尤其是使用农家肥或是城市生活污水灌溉的蔬菜,更是携带大量寄生虫源。此外,蔬菜流通过程中也可能携带寄生虫。所以,在蔬菜来源不明确的情况下,不可盲目食用。

许多人误以为肉类经过酒、醋、芥末等调料腌制后,就能彻底杀灭所有的寄生虫。事实上,这些调料只能杀灭部分的病菌和寄生虫,它们对不少能严重危害人体健康的寄生虫却不起任何作用。因此,建议大家不吃生的或者半生的鱼类,尤其是淡水鱼。食用时也一定要充分煮熟,加工鱼肉的中心温度要达到100℃。其次,要做到生熟砧板分开使用,防止交叉感染。如果非要吃生鱼片,建议应该到正规商家购买通过正规渠道进货、经过检验检疫的海鲜。同时,不应频繁食用,食用后应关注自身症状,如有不适及时到医院检查。生食海鲜虽美味,也不要贪吃哦!

(杨玉洁　郭　洁　吴明晶)

四、运动障碍性疾病

运动障碍性疾病，以往称为椎体外系疾病，是一组以随意运动迟缓、不自主运动、肌张力异常、姿势步态障碍等运动症状为主要表现的神经系统疾病，大多与基底核病变有关。运动功能有随意运动和不随意运动两类。随意运动是有意识的，能随自己的意志进行的运动，又称自主运动。不随意运动指内脏运动神经和血管运动神经所支配的心肌、平滑肌的运动，是不经意识、不受自己意志控制的运动。本篇主要介绍帕金森病、亨廷顿病及肝豆状核变性。

（一）帕金森病

1. 帕金森病您听说过吗?

帕金森病已经成为继心脑血管病、肿瘤之后的中老年"第三大杀手"，而且明显呈现年轻化趋势。我国曾有神经内科的专家用"三多"来形容帕金森病，"聪明的人得的多，中国人得的多，病的症状非常多"。全球约有 620 万帕金森病患者，中国有近 270 万的患者，占全球总数的 44%，随着老龄化社会的到来，我国帕金森病患者将日渐增多，预计到 2030 年我国帕金森病患者将达 500 万。

正确认识
帕金森

200 年前，英国有一名内科医生詹姆斯·帕金森在自己的住所楼上观察到了几个邻居的奇特表现，他们肢体抖动、走路姿势前倾、动作缓慢。他们的表现，以及后来去他的诊所就诊的 2 例相似的患者，让他意识到这是一种新的疾病，并命名为"震颤麻痹"。后人为纪念这位伟大的医生，将这种疾病重新命名为"帕金森病"，并将詹姆斯·帕金森博士的生日 4 月 11 日确定为"世界帕金森病日"。帕金森病就像一场未知的长途旅行，没有终点，一旦开始就将持续终生。在这次旅行中，您会遇到手部震颤、肢体僵硬、行动迟缓、失眠多梦及经常便秘等经历。但请您用积极的心态来面对疾病。运动障碍性疾病专业医师、营养师、康复师、心理咨询师等，会为您制订合理的治疗康复计划，成为您旅行途中的指明灯。

2. 帕金森病从何而来?

人体参与帕金森病的主要有 3 个方面：大脑、肌肉、多巴胺。大脑就像一个决策者,全部工作就是负责思考,想到什么只需要发号指令就行了。肌肉是大脑最得力的干将,一接到大脑命令,要实现哪个动作,肌肉军团马上积极有序配合。而多巴胺,是大脑和肌肉之间海量信息的传递者。正常情况下,它们三个分工协作,信息传递顺畅,肌肉活动自然。然而,在帕金森患者的大脑里,多巴胺这个信息的传递者的数量明显减少,肌肉活动受限,出现了手部震颤、肌肉僵硬、行动变慢等一系列的情况。多巴胺是一种神经递质,是由多巴胺能神经细胞(我们可以形象地叫它"多妈妈")分泌的。但是,帕金森患者脑内的多巴胺总是发生大规模的变性死亡,导致其含量明显减少,此处就是"谜"之所在了,至今没有科学家搞清楚"多妈妈"的遭遇,目前考虑是多因素作用的结果,环境因素(如接触到农药、化学剂甚至一些重金属)、遗传因素、煤气中毒等与本病均有一定的关系。

3. 如何自测患了帕金森病呢?

在日常生活中如何知道自己得了帕金森病呢? 我们总结了 3 条自我检测小妙招:一写、二拿、三绑。

一写,动笔在纸上写一段话,再观察字迹,有没有像约好似的一个比一个小? 如果字数写的多点,最后的字就基本无法辨认。

二拿,尝试拿小的东西(比如糖块、硬币、笔),会不会手越靠近就越抖得厉害,甚至连拿起来都成问题?

三绑,找一双带鞋带的鞋,以最快速度绑好,是不是速度永远快不起来? 这个结怎么都打不好,越着急手越慢。

您也可以自测下面每个问题,回答"是"计 1 分,如果超过 3 分,有可能患了帕金森病,应及时就诊。

(1)你从椅子上起立有困难吗?

(2)你写的字和以前相比是不是变小了?

(3)有没有人说你的声音和以前相比变小了?

(4)你走路易跌倒吗?

(5)你的腿是不是有时突然像黏在地上一样抬不起来?

(6)你的面部表情是不是没有以前那么丰富了?

(7)你的胳膊或者腿颤抖吗?

(8)你自己系扣子困难吗?

(9)你走路时是不是拖着地走小步?

4. 帕金森病有哪些症状?

"小时候,爸爸扶着我颤颤巍巍学走路,教我用勺子吃饭;现在,却发现爸爸连饭勺都拿不稳,走路时双脚也颤抖。"郭叔叔的女儿边哭边说道。郭叔叔是一位精明能干的职业精英,年轻时曾是游泳运动员的他,在工作中如鱼得水,组织各类活动丰富职工的业余生活,深受大家敬爱。4 年前,郭叔叔感觉嗅觉减退,闻不到花香及饭香味。半年前,自觉左手动作笨拙,不灵活伴有抖动,像是搓丸子一样,出汗多、失眠多梦,写字越来越小,经常便秘。家人发现他不像以前爱笑了,2 个月以来,反复跌倒了 5 次。在这次组织游泳活动时,他突然双腿动弹不得,就像是身体被按下暂停键。家属随即将他送往医院。难道,这是骨关节出了什么问题吗?

当然不是,经神经内科运动障碍性疾病的医生进行检查和评估后才知道,郭叔叔是得了帕金森病。帕金森病以静止性震颤、肌强直、运动迟缓为三大主要运动症状,可总结为"抖、僵、慢"三个字。静止性震颤(抖):如患者的手总像数钞票一样,医学上叫搓丸样震颤。70% 的病人会有这种症状,紧张时加剧,睡眠时消失。肌强直(僵):患者的肢体像灌了铅似的难以活动或像齿轮样运动。运动迟缓(慢):各种动作缓慢和不完整,比如系鞋带、扣纽扣等动作笨拙。

另外,帕金森病患者还可出现情绪低落、焦虑、失眠、言语不清、饮食呛咳、便秘等一系列非运动症状。这些将严重影响帕金森病患者的日常生活质量,随着病情的进展,症状逐渐加重,导致患者生活不能自理,给家庭造成了极大的负担。

5. 如何治疗帕金森病?

帕金森病的治疗犹如一个科室的组成,需要药物、手术、功能康复、心理、营养等各位科员共同努力。这些科员分工明确,其中药物是这个科室的主心骨,就像科长的角色一样。帕金森病的病因是多巴胺能神经细胞的变性死亡,导致产出的多巴胺数量不足。既然缺乏,我们就需要从各个方面增加营养,比如:补充制备多巴胺的原料(如左旋多巴类药物);调节多巴胺发挥作用需要的受体(多巴胺受体激动剂类药物);减少多巴胺分解以提高脑内浓度(一些酶抑制剂);抗衡多巴胺减少导致脑内相对过多的神经递质(如对抗乙酰胆碱药物)等。这样,才能像天平一样,始终保持平衡的状态。

但是,由于本病持续进展的特点,患者服药的次数、剂量、种类都逐渐增加,发展到一定阶段,科长这个主心骨胜任的工作太艰辛劳苦,就会出现相关的并发症。此时,我们需要科室里面的其他科员(手术)来协助了。目前比较常用的方法是在大脑的相关病变部位放置一根微小的电极,俗称"脑起搏器(DBS)"。脑起搏器治疗是基于大脑神经网络理论。每个神经元都与附近的神经元相联络,就如同家门前的小路,有些小事在局部就可以解决了。然而我们的大脑有几百亿个神经元,要完成比较大的动作或任务则需要通过"高速公路"来实现。"高速公路"是结构不相邻、但功能相关的神经元之间的联络途径,通过它可以高效、准确地完成指令,这就是神经网络。脑起搏器可以被精准地放置在神经网络中的关键部位,类似于交通枢纽,通过体外的控制装置对交通枢纽发放一定频率的刺激,从而让整个通路上的神经元兴奋以产生症状控制的作用。这种起搏器的放置是一种对症治疗的办法,不能够根治本病,需要通过科长(药物)和科员(手术)的协同作用,才能够共同维持这个"科室"的和谐稳定。

6. 左旋多巴治疗过程中会遇到哪些问题?

服用左旋多巴 3~5 年的患者经常会这样说,"我吃了这个药以后,维持的时间没有以前长,于是又服了一次,好的时间却更短了,咋回事儿呢","这个药怎么没有以前管用了"。这是什么原因呢? 药物治疗帕金森病,最有效的就是左旋多巴制剂。但是,随着时间的推移、疾病的进展,患者服药不规律则会使症状再次出现,我们称之为"症状波动"(包括"剂末现象"及"开-关"现象)和异动症。"剂末现象"又称疗效减退或剂末恶化,是指帕金森病患者每次用药的有效作用时间缩短,从原来的 4~5 小时缩短至 1.5 小时左右,从而导致药量不断增加的现象。表现为思维迟钝、多汗、容易疲劳、暴躁易怒。"开-关"现象是指帕金森患者长期应用左旋多巴类药物后出现的药效波动现象,是该类药物产生的一种副作用。我们可以形象地比喻病情的变化就像电源的开与关一样,突然出现肌僵直,或运动不能就像是断电一样,称为"关期",比如在走路时突然迈不开步子,脚上好像戴了脚镣铅锤,举步维艰;尽管未加用任何相关治疗,而突然活动如常的功能状态,就像打开的开关,称为"开期"。所以,形象地称为"帕金森病开-关状态"。"异动症"是一种舞蹈样、手足徐动样或简单重复的动作,自己无法控制。一旦出现了上述副作用,应首先告知医生来调整药物,禁止擅自增加或减少药量。

7. 服用左旋多巴类药物,我们应该注意什么呢?

左旋多巴像"脂肪"一样,没有脂肪会生病,吃得过多会导致动脉硬化。服用左旋多巴的患者都有一个"蜜月期",就是通过较少的药物,就能保持这一天的生活质量,蜜月期一般是三年到五年的时间。所以为了让患者能够多享受蜜月期,我们需要注意:宜在三餐前 1 小时 或餐后 1.5 小时服药,不要与高蛋白食物一起服用,比如豆类、肉类和牛奶等,以保证发挥最大药效;控制服药剂量,不多服、不漏服;对于控制剂量可能导致疗效不满意者可考虑联合其他药物治疗;由于抗帕金森药物的主要成分为多巴胺,会升高血压,影响眼压,所以青光眼患者不能随意服用。总之,左旋多巴好比一把双刃剑,扬长避短的最佳方法之一就是通过与治疗运动障碍的医生会诊来协助解决。

8.帕金森病患者如何进行康复锻炼？

运动在帕金森治疗这个家庭中扮演着一个"开心果"的角色，不仅能够改善人的力量、肌力、增加平衡能力，还能提高情绪，消除沮丧。可以把大脑想成肌肉，运动的越多，大脑就会更大、更强壮。在帕金森早期，运动必须个体化，如果喜欢打羽毛球、骑自行车、舞蹈、游泳、跳广场舞，就继续坚持爱好，它们能使患者变得更灵活更柔韧。下面介绍几种锻炼方法可供参考。

帕金森病
患者面部
康复指导

（1）面部锻炼：对着镜子，让面部表现出露齿笑、噘嘴、鼓腮、闭眼、挑眉等动作。

（2）手部动作锻炼：反复练习手指分开、合并的动作和握拳伸指的动作，包括拧螺丝钉、拼图、穿衣脱衣、梳头练习。

帕金森病
患者手部
康复指导

（3）上肢及肩部训练：两肩分别向耳朵位置耸起，而后使两肩下垂。蜷缩手臂，扬起过头并向后维持10秒。双手向下在背后扣住，往后拉5秒，重复数次。手臂置于头顶上，肘关节弯曲，用双手分别抓住对侧的肘部，身体交替向两侧弯曲。

（4）步态训练：步行时双眼直视，双上肢与下肢保持协同合拍动作，同时使足尖尽量抬高，以脚跟先着地，尽量迈开步伐行走，并进行左右转向和前后进退的训练。在步态训练中，当走路遇到步僵时，先停下来，站直身体，抬高一条腿，向前迈一大步，再换另一条腿，再抬高，向前迈大步，反复练习3～5次。

帕金森病
患者肢体
康复指导

（5）平衡训练：患者在平衡垫上用一侧的膝盖跪地，另一侧的手臂支撑，将未支撑的肢体同时抬起并保持平衡，然后换对侧。两侧可交替进行。运动不应拘泥于形式，把运动带入生活，不仅能延长药物的有效期，还能保护患者的大脑，免受疾病的侵害。

9.帕金森病患者锻炼时如何保证安全呢？

我们经常听到这样一句话，"生命在于运动"，但在运动的背后，存在着许多安全隐患。所以，在进行康复锻炼前，需要杜绝以下三大危险因素。

帕金森病
患者安全
护理注意
事项

（1）住：移去活动范围内的障碍物，保证地面平整、干燥，卧室光线明亮，床铺添加防护栏。热水瓶置专设柜中，防止摔伤、烫伤及其他损伤。

（2）穿：衣裤不宜过大，宽松适宜，穿合适的布鞋，预防摔跤及碰伤。

（3）走：鼓励患者训练时使用拐杖步行，行走时旁边皆有人守护、搀扶或挂拐杖。步行时患者双眼直视，两上肢与下肢保持协同合拍动作，同时使足尖尽量抬高，以脚跟先着地，尽量迈开步伐行走，纠正小步和慌张步态。适宜的康复锻炼不仅能提高患者的生活质量，更能拉近患者与家属之间的距离,我们要在运动中寻找快乐,在锻炼中拥抱健康。

帕金森病
患者饮食
指导

10. 帕金森病患者的饮食应注意哪些事项?

古语有云,"民以食为天",即言饮食的重要性。饮食在帕金森治疗这个家庭中扮演着一个发动机的角色,一部汽车想要跑起来,靠的就是发动机提供的能量。但由于一些食物可能会影响抗帕金森病药物的吸收,家属在给患者准备饮食时,除了合理调配还要营养均衡。比如高蛋白的食物会减少左旋多巴的吸收,且不利其通过血-脑屏障,因而建议尽可能将一天所需的蛋白质安排在晚餐时食用,而其他两餐则以高热量饮食为主,如米饭、蔬菜、水果等;可多食含酪氨酸的食物,如瓜子、杏仁、芝麻、脱脂牛奶等可促进脑内多巴胺的合成;对咀嚼、吞咽功能障碍者选择易咀嚼、易吞咽、高营养、高纤维素的食物,比如鸡蛋羹、山药、芋头等;一次进食要少,并缓慢进食,进餐后可以适量喝水,将残存食物咽下,防止吸入性肺炎;两餐之间多饮水,最好达到每天 8～10 杯水,除了预防尿路感染外,还可缓解便秘的发生。另外,帕金森病患者可以喝茶和咖啡,绿茶中的茶多酚具有抗氧化的性质和保护"宝贵"的多巴胺神经元的作用。但饮茶也有讲究和原则,最好在白天喝,如果晚上喝太多的话,很可能严重地影响自己的睡眠质量。因此,健康的饮食方式和体育锻炼仍然是保持身体健康的法则,对于帕金森病患者也不例外。

11. 帕金森病患者如何预防便秘呢?

如果把人体比喻成一家工厂,那肠道就是这家工厂的"加油站"和"下水道",主要负责体内的脏活累活,正常情况下,肠道会一边不停地吸收营养,一边不停地扭动,扭着扭着垃圾就清理出去了。帕金森病患者的肠道却懒得动,垃圾就一直堆着,堆着堆着就没有出去的动力了。高脂肪、高盐食物是肠道的敌人,长期吃高脂肪、高盐食物会产生"内讧",减少体内有益菌的数量,导致肠道菌群失调,容易让人没精神,肤色变差。而富含膳食纤维的食物是肠道的好朋友,膳食纤维如同肠道里的"清洁工",能促进肠道蠕动和消化液的分泌。除了红豆、绿豆等粗杂粮,木耳、海带、胡萝卜、红薯同样含有丰富的膳食纤维。肠道中益生菌和致病菌共存,当致病菌打败益生菌时,肠道菌群的平衡就被打破。因此,多喝酸奶等富含益生菌的食物,有助于平衡肠道菌群;大白菜、西兰花、菜花等十字花科蔬菜,不仅有助于清除肠道垃圾,还具有抗癌作用;富含果胶的食物,比如苹果、香蕉可以延缓肠道对脂肪和糖分的吸收,抑制有害菌群的生长。另外,还要养成定时排便的习惯,这样才能维持人体这个工厂的出入平衡。

12. 帕金森病患者的心理护理应如何应对?

许多帕金森病患者会出现焦虑、抑郁现象,总觉得上天待自己不公平,不断问自己"为什么受伤的总是我""为什么我会患帕金森病""为什么大家都用异样的眼神看我"其实,帕金森病没那么可怕,面对帕金森病,就像面对自己的爱人一样,需要经历相识、相知、磨合、理解,才能走到相伴、相随。每个帕金森病患者病情进展速度是不一样的,很大程度上取决于患者的心理素质以及对患者心理进行的疏导和护理。因此,家人们要做一个倾听者,听听患者的唠叨与烦恼,让他们的心情得到舒缓;家人要做一个鼓励者,对于患者取得的每一点进步,我们要积极肯定,鼓励患者继续进行;家人要让患者感到家庭的温暖,让患者感到和帕金森病抗争并不是一个人的事情,而是全家人共同的职责。多一点点陪伴,多一点点参与,条件允许的情况下,让患者多接触大自然,如在公园、海边、丛林、草原等地方活动。对于帕金森病患者自己,也要进行心理的自我调节,如通过深呼吸放松、打太极、练瑜伽、唱歌等,调节心里的恐惧和不安。不要对您的亲人隐瞒您对自己身体或心理的担忧。让我们一起克服帕金森病,提高您的生活质量,让这个世界不再颤抖。

13. 帕金森病患者皮肤护理应注意什么?

皮肤护理就像养植物,只有经过定期浇水、施肥,植物才能越长越好。帕金森病患者大多数为老年人,老年人的皮肤干燥多皱,弹性差,抵抗力差,皮肤损伤后修复功能较弱,不仅给身体带来不适感,更给其心理带来极大的负担。因此,常清洁、常整理、常按摩是帕金森皮肤护理的最佳办法。

帕金森病
患者的皮
肤护理

(1)常清洁:经常为患者洗澡和擦浴,室温以 23 ~25 ℃为宜,水温保持在 40 ~44 ℃,关好门窗,预防感冒,防止水温过高引起烫伤。

(2)常整理:被褥要平整、柔软、干燥,避免渣屑、凹凸不平等摩擦和损害皮肤,穿着舒适,勤换洗,勤曝晒。

(3)常按摩:按摩前,向皮肤撒少许滑石粉。按摩时,关注好受压部位的皮肤。易储积汗渍的部位可擦爽身粉,保持皮肤干燥舒适。手足易干燥及发生皲裂的部位,可用温水浸泡,清洗后涂以护肤脂类。皲裂明显时可用胶布粘固并防止感染。可以使用皮肤按摩器,但动作不可粗暴,每日做 1 ~2 次,每次 5 ~10 分钟即可。为了使"植物"长得枝繁叶茂,让我们一起精心呵护吧。

(二)亨廷顿病

1. 什么是亨廷顿病?

李阿姨是某超市售货员,今年她44岁了。几年前她得了一种奇怪的病,手脚一直不停地舞动,一天最多能睡5~6个小时,其余时间她的手脚就一直在舞动。现在她一天要吃9顿饭,但她的体重却只有35千克,还经常说自己饿得很。

李女士究竟得的是什么怪病呢? 丈夫拿出了今年某三甲医院给出的诊断证明,确诊为:亨廷顿病。"亨廷顿病"到底是一种什么病呢? 该病在1872年由美国亨廷顿医生首先发现,又称"大舞蹈病"或"亨廷顿舞蹈病",是一种常染色体显性遗传性神经退行性疾病。

我们身体是一个由很多细胞组成的王国,而在每一个细胞里又有很多携带着遗传信息的小纸条,它们被称作DNA,在这个DNA上,有一些叫作基因的片段,它们决定了我们黑色的眼睛、黄色的皮肤,也规定了我们身上的每一种细胞负责干什么。

亨廷顿病的主要病因是患者身上的某一个基因发生变异,从而影响患者神经细胞的功能。患者一般在中年发病,表现为舞蹈样动作,随着病情进展,逐渐丧失说话、行动、思考和吞咽的能力,病情大约会持续发展10~20年,给患者的身体和心理带来了极大的痛苦。

2. 亨廷顿病是怎么引起的?

如果把大脑想成是一颗球,那么在靠近球心的部位(也就是大脑的深部),有个由众多神经细胞组成的构造叫基底核。它与大脑的运动、情绪、学习、记忆功能有密不可分的关系。就运动功能而言,基底核扮演着大脑秘书的角色,将大脑发出的命令先行处理、修饰过,再把这个命令传回大脑负责运动的部位,然后才把指令传送到身体各个部位的肌肉,指挥我们的一举一动。

患者体内的异常蛋白首先会影响大脑秘书,使得它无法修饰或抑制大脑的指令,于是全身肌肉便不受控制地运动,表现为舞蹈样动作。到了疾病的晚期,连负责下达指令的大脑也会逐渐死亡,此时患者可能失去所有行动能力,并出现记忆力减退。不仅会遗忘过去的事情,连刚刚发生的事情都会想不起来。由于记忆力减退,思维变得越来越迟钝甚至痴呆。

3. 亨廷顿病有哪些临床表现？

亨廷顿病的临床表现

尽管被叫作"舞蹈病"，亨廷顿病却并不浪漫。这种病一般在40多岁的时候发作，从轻微的动作失调开始，患者会渐渐出现全身痉挛、严重认知障碍等症状。作为罕见病之一，亨廷顿病并不为大众熟知。很多患者被误认为是癫痫、老年痴呆、抑郁症，下面给大家介绍一下亨廷顿病的症状。

该病的首发表现：舞蹈样不自主动作、精神障碍和认知功能下降。患者会不由自主地发生动作，像跳舞一样，无法控制。还出现了短暂不能控制的装鬼脸、点头、手指跳动的症状，随病情进展，不随意运动渐渐加重，出现典型的舞蹈样不自主运动，因不能主动吞咽，甚至唾液不能咽下而出现流涎，说话不清等。

得了亨廷顿病，最先表现在认知能力下降，变得很难理解一件事情，就算这件事情在正常人来看如此简单。还会出现精神的敏感与异常，这些往往比后来的不自主运动来得更早一些，比如患者开始分不清颜色，生活中渐渐产生幻觉，这都是亨廷顿病的表现。

同时，这个病也不是从小就发作，它往往是在中年时期（大概40岁左右）发作，也有儿童和青少年，男女均可患病。发病缓慢，不易发现，且逐渐加重。

4. 如何确诊亨廷顿病？

张女士今年42岁，她的奶奶和叔叔确诊为亨廷顿病，这段时间突然发现自己偶尔有面部抽搐和四肢抽搐，听说这个病是遗传病，并且在40岁左右开始发病，内心惶恐不安。家族中有遗传史的后代都会得亨廷顿病吗？我们如何确诊她是否患有亨廷顿病呢？

（1）常规检查：排除是否有其他疾病继发的可能性，包括抽血检查、头颅磁共振等常规检查。

（2）基因监测：对于每一个怀疑患有亨廷顿病的患者，首先应询问家中亲属是否患有此类疾病，从以上看出张女士的奶奶、叔叔均患有此类疾病，属于高危家族病史，可以到专门的机构进行检测分析，通常需要1个半月到2个月的时间确诊是否患有亨廷顿病。如果父母任何一方患病或者携带致病因子，则每一个孩子，无论男女，都有一半的机会遗传到此病。

5. 亨廷顿病怎样治疗？

亨廷顿病对患者的身体和大脑有严重的影响，遗憾的是，到目前为止，还没有任何一种药物能够治愈亨廷顿病。药物可以减轻一些运动和精神疾病的症状，亨廷顿病的三大症状可以通过干预手段进行缓解，使患者维持相对高质量的生活水平。

（1）不自主运动（舞蹈症状）：丁苯那嗪是国际上的首选药物，可控制运动障碍、缓解症状。

（2）精神症状（抑郁、狂躁、淡漠）：首选抗抑郁类药物，如西酞普兰、舍曲林、帕罗西汀等。建议从小剂量开始。

（3）认知能力下降：通过康复治疗配合家庭支持来帮助患者提高生活自理能力和生活质量。

由于亨廷顿病的不自主运动且一家可能有好几口人患病，患者家族可能会在当地受到歧视。而随着医学的发展，我们对这个疾病的了解增加，在适当的照顾、康复复健和医生用药指导下，患者可以保证基本的生活质量。

6. 亨廷顿病患者易摔倒，如何做好日常保护措施？

通常情况下，患者走路时步态像跳舞，运动幅度大且无规律，躯干不稳定，不停踮脚，易跌倒。家中的摆设应尽量简洁，清空周围区域里的家具，可把整块地面铺上固定的大地毯，减轻摔倒时的冲击。稳固桌椅，有能力站立起来和坐起来的病人最好用很低的床，离地面6~10厘米处可以放置一张薄垫子在床侧，以防患者摔倒。在某些情况下，可以在床的一侧加上5厘米左右高的脚垫，以方便患者上下床。

晚期患者可考虑可躺式特制轮椅，且扶手、靠脚、踏板处可裹上棉布，避免碰撞。早中期患者可以使用两轮或四轮的助行器，不建议使用四点助行器或者拐杖，因为患者的平衡不稳，难以操控。

7. 亨廷顿病患者吃什么？

亨廷顿病患者因疾病的原因，进食速度较快，经常大口吞食而导致进食呛咳，故应加强进食时的指导和护理，安排单独进餐环境，专人看护，精心挑选软食，进食前尽量分为小块，随时提醒患者放慢进食速度，以防止吞咽困难和呛咳等。此外，可以采用少吃多餐的方式。多吃富含维生素 B_{12} 的食物如肉类、奶制品、鸡蛋等及抗氧化食品如蕃茄、绿茶等。

晚期很可能因食物误入气管而导致吸入性肺炎。在进食时注意维持良好的姿势，尽量坐直，头部垫一软枕；使用宽柄或者能够按照手型调整的餐具，方便拿取，小汤勺和杯子边缘可以采用马蹄形，方便避开鼻子；使用底部防滑的碗盘，协助固定餐具。每次用餐时间不要太长，20~30分钟为宜，避免疲劳，少吃多餐。流食或者是打成糊状的食物容易吞咽，硬的食物先切成小块。

8. 记忆力差，迷路了，这可怎么办？

亨廷顿病记忆功能退化较快，尤其是近期、立即性的记忆尤其明显，可能会忘了早餐吃什么，但对长期记忆，如以前的趣事等影响较小。数学计算能力及学习新事物的能力逐渐降低,患者不能解决生活中的复杂任务,像婴儿一样,在日常生活方面仍需家人的监督来排除危险。患者房间和浴室不要使用带锁的门,将危险的东西放好、上锁。患者经常使用的东西,可以放在比较容易拿到的地方,可以在柜子和抽屉上加大拉环、粗绳子。患者常用手机换成大按键的电话、老人机设置快速拨号功能。此外,教会患者随身携带卡片,卡上应注明患者姓名、电话、家庭住址、所患疾病及紧急联系人姓名,以便利于联系家属及救护患者。

(三)肝豆状核变性

1.什么是肝豆状核变性? 最主要特征是什么?

同事的孩子今年3岁了,他的眼睛好像和其他家的孩子不一样,去了某三甲医院眼科检查,原来是角膜色素环,医生说角膜色素环是诊断肝豆状核变性的金标准。那么,什么是肝豆状核变性? 角膜色素环又从何而来呢?

肝豆状核变性主要是由于遗传基因突变导致铜代谢障碍。铜是一种人体内重要微量元素。正常情况下,饮食中的铜在肠道被人体吸收,随后被运输到肝脏。95%的铜和肝脏合成的蛋白质形成铜蓝蛋白,铜坐着铜蓝蛋白这个"小车",行走在血液这个高速路上,到达不同的器官即组织发挥其生物学作用。随着新陈代谢,铜和铜蓝蛋白也会"老化"。多数的老化铜通过胆汁经过肠道排出体外,少量的铜也会通过尿液排出。铜的整个体内代谢过程受到严格的调控,犹如车辆交通,必须多个部门通力协作才能安然有序,一旦其中某一环节出现问题,会给人体造成不可估量的损害。

当铜代谢异常时就会导致全身各个系统出现铜蓄积进而出现铜中毒。肝豆状核变性患者中由于基因突变导致转运铜离子的酶功能减弱,使铜蓝蛋白的合成减少即胆道排铜障碍。结果是失去铜蓝蛋白这个"小车"的铜无组织、无纪律到处乱跑。积聚在肝、脑、肾、角膜等,引发肝硬化、锥体外系症状、精神症状、肾损害、角膜色素环(大名鼎鼎的 K-F 环就来源于这里)。95% ~98%患者有角膜色素环,由铜沉积于角膜后弹力层所致,绝大多数见于双眼,个别见于单眼。

2.肝豆状核变性的临床表现有哪些?

生活中的人们,如果身体出现以下症状者,那么就要警惕是否得了肝豆状核变性。

儿童患者多表现为情绪异常或学习能力下降。成年人会出现动作笨拙,不灵活伴有抖动;言语含糊或声音低沉、流口水、吞咽困难、步态不稳等。若出现不明原因的肝脾大、肝硬化、黄疸及爆发性肝功能衰竭伴或不伴溶血性贫血等,以及家族中有相同或类似患者(特别是您是患者的近亲)时均需要注意。

早发现、早治疗,一旦延误诊断,不能及时忌铜饮食及驱铜治疗,将会产生永久的神经功能和肝功能的损伤。

3. 肝豆状核变性患者饮食应注意哪些事项?

肝豆核变性的饮食指导

肝豆状核变性,是罕见病中的"幸运儿",在目前的医疗条件下,肝豆状核变性虽然不能根治,但是可以完全控制。饮食治疗是肝豆状核变性患者基本的治疗。俗话说"民以食为天,食以安为先",饮食调整就要从"减少铜的吸收,增加铜的排泄"入手。

(1)禁食含铜高的食物:肥猪肉、动物内脏和血、小牛肉等肉类;各种豆类、坚果类和蕈类,软体动物(乌贼、鱿鱼、河蚌、螺蛳等)和虾蟹类;龙骨、牡蛎、蜈蚣、全蝎等动物性中药,以及巧克力、可可、咖啡等。

(2)尽量少吃含铜高的食物:牛肉、鸡蛋、菠菜、香菜、荠菜、茄子、芋头、葱、糙米、标准面和蜂蜜等。

(3)适宜日常摄食的含铜低的食物:精白米、面,瘦猪肉、瘦鸡鸭肉(去皮去油),马铃薯、小白菜、萝卜、藕;橘子、苹果、桃子,以及砂糖、牛奶(不仅低铜,且长期饮用有排铜效果)。

4. 肝豆状核变性患者可以生宝宝吗?

今年26岁的李小姐,患有肝豆状核变性,10年前查出来的,一直坚持吃药,没有什么异常的情况,这种情况能怀孕生孩子吗? 在怀孕期间不吃药会对病情有什么影响吗?

我们听听医生怎么讲:肝豆状核变性是一种隐形遗传性疾病,致病基因来源于父母,也就是说如果父母双方都是这个病的话,就一定会遗传;如果一个正常,另外一个不正常,孩子会有隐形遗传。不过,在成功治疗的前提下,肝豆状核变性的女性患者是可以怀孕的。怀孕期间仍需控制铜的代谢,不能停药,需在专科医师指导下用药。如果中断治疗,可能会有肝衰竭的危险。怀孕前3个月导致畸形风险最高,所以建议在婚配之前做相关基因检测,预防疾病遗传。

李小姐和丈夫做了相关基因检测,备孕前一直控制铜的代谢,整个孕期都在医生指导下用药。10个月后,生出一个漂亮健康的宝宝。

5. 如何做好肝豆状核变性患者的家庭护理?

肝豆状核变性不能根治,只能控制,因此家庭护理很重要。那么,如何做好家庭护理呢? 应主要注意以下几个方面:

（1）定时开放门窗，通风换气，保持室内空气清新。

（2）按时服药：家属和患者都要养成遵医嘱的好习惯，按时按量服药。既不私自滥用药物，也不随意更改剂量和时间。

（3）保持患者个人卫生。患者要保持皮肤清洁，做到勤洗手、勤换衣。对于长期卧床患者要定期翻身叩背，做好口腔清洁。

（4）肢体活动受限者应保持肢体的功能位置，做被动关节活动并适当按摩以促进血液循环，增加肌肉张力。

（5）心理护理：肝豆状核变性是一种遗传病，往往患者对疾病的预后持悲观态度，因此心理护理对患者尤为重要。此病的患者大多处于学龄期间，因此，家长要跟学校老师做好交流沟通工作，取得老师和学校的支持配合，达到有效监督治疗效果。

同时，家人要有耐心，要给予患者细心照顾，让患者感受到更多的关爱，以利于病情的控制。做好观察和记录。患者使用大剂量的驱铜药时，可能会出现如恶心、呕吐、腹胀、腹痛、烦躁、肢体抖动等不良反应，家人要密切观察并记录各种反应，以便对症处理。

6.如何做好肝豆状核变性的预防？

既然肝豆状核变性是一种遗传病，不能根治，那么日常生活中如何预防呢？我们总结了四种方法预防小妙招：一测、二避、三吃、四查。

一测：患者的家族成员要测定血清铜蓝蛋白、血清铜、尿铜及体外培养皮肤成纤维细胞的含铜量，有助于早发现，早诊断，早治疗。

二避：应避免近亲结婚，首先对于有家族史的高危人群，可先接受孕前或产前基因诊断，以预防疾病遗传。

三吃：平常可以养成"低铜高锌"饮食方法，比如：不吃核桃、花生等坚果，不吃动物内脏或肥肉及含铜高的海鲜，可以多吃些含锌的片剂。

四查：如果出现声音低沉、流口水、吞咽困难、步态不稳等早期症状，应引起重视，及时到正规医院尽早检查、诊断。

相信大家已对运动障碍性疾病有一定的了解，对于有遗传背景的运动障碍性疾病，预防尤为重要。预防措施包括避免近亲结婚，推行遗传咨询、携带者基因检测及产前诊断等，防止患儿出生。早期发现、早期诊断、早期治疗、加强生活护理，对改善运动障碍性疾病患者的生活质量有重要意义。

（王　丽　许糯尹　张雪妨　朱明芳　何　欢）

五、阿尔茨海默病

　　每年的 9 月 21 日是"世界老年痴呆日",也被称为"世界阿尔茨海默病日"。国际阿尔茨海默病协会将主题定为"记忆 3 秒",因为全球每 3 秒就有一个老人陷入认知障碍的困境。随着人口老龄化程度的增加,预计到 21 世纪中叶,我国的老年人口大约会增长到 4 亿,老年痴呆症患者将接近 2 000 万人。但是,社会对于伴随老龄化出现的阿尔茨海默病,其认识仍没有到位。

1. 大脑是总司令吗?

　　大脑就像一个指挥着千军万马的司令部。我们身体的每一部位都归它协调,由它管理,我们做的每一个动作,说出的每一句话,呈现的每一个表情等,都要经过它的筛选和许可,才能正常表现出来。从结构和功能来说,人体的各种感觉都是通过感觉神经系统传入并最终到达大脑的,人体的各种随意运动则是由大脑发布"命令",通过运动神经系统下达,直至运动器官。内脏活动,血管活动,腺体分泌等虽由自主神经独立管理,但在大脑中也有自主神经进行调控。大脑很会分工,它将语言、记忆、思维、智能、情感、行为等分为各个区域进行"管辖",分片管理,各负其责,更是大脑本身特有的功能。所以,大脑就好像人体的"总司令",它通过神经系统这一"司令部"指挥和协调着整个人体的功能活动。可想而知,如果大脑出了毛病,其影响将是很广泛的,即使是部分损伤,也会造成人体的某些功能障碍。

2. 到底什么是阿尔茨海默病呢?

　　"她或许经常喊错你的名字""她或许不停地重复购买同一样东西""她或许常常找不到回家的路",上述情况表明她可能患上了阿尔茨海默病。这是一种大脑细胞超过一般老化速度,逐渐退化的过程。患有阿尔茨海默病会导致脑内细胞死亡及脑部组织的损失,初期是海马体开始萎缩,最后扩展至整个大脑,导致大脑严重萎缩,萎缩后大脑的重量是正常大脑的 1/3。海马体是紧贴于大脑皮层中的一个内褶区,它的长度不到 10 厘米,呈环形结构,在我们大脑内部像个小海马一样形状,是主要负责我们记忆的地方。一旦海马体受损,实际上就等于是中断了大脑记忆的桥梁,人的记忆力将会受到明显的损害。如果我们把人脑记忆的内容称为一本一本的图书的话,那

正确认识
老年痴呆

么海马体就是当之无愧的"图书管理员"。它帮助人的大脑建立完整的归档系统，进行有条理的编程。这就是为什么年轻时我们的记忆力特别好，随时可以调用大脑中任何信息的原因所在。与正常大脑相比，阿尔茨海默病患者大脑皮层区受到破坏萎缩的速度或程度都更明显，俗称"脑萎缩"，就像"花的凋谢与枯萎"提前到来或者更明显。

根据目前神经学上对阿尔茨海默病的研究，从神经元突触到神经递质的释放、传递信号，从 β 淀粉样蛋白开始聚集到 Tau 蛋白的过度磷酸化，这些垃圾蛋白过度"抱团"达到临界点需要 15~20 年。而当达到了临界点时临床症状开始显现，早期以记忆力减退，无法完成熟悉的工作，搞不清时间地点等为主要表现。起初言语表达和逻辑思维能力逐渐下降，视觉、听觉、嗅觉等方面出现问题，接着全部的记忆丢失，之后患者的平衡协调能力被破坏，最终患者的呼吸和心脏功能渐渐衰竭，直至死亡。避免 β 淀粉样蛋白斑块达到临界点，成为预防性药物应用的主要治疗目标。我们将 β 淀粉样蛋白斑块比喻成点燃的火柴，而整个大脑是森林，当到达临界点时相当于森林开始起火，在森林起火时再吹灭火柴已经于事无补。

3. 健忘与阿尔茨海默病有什么区别？

一般健忘是指东西现在忘记放在哪里，但是事后努力回想能够想起。就算常常忘东忘西，但不用旁人提醒，自己努力还是能回想起来，这是健忘，不算是阿尔茨海默病。

老年痴呆的早期表现

阿尔茨海默病患者通常是整段记忆空白，怎么想也想不起来，并且需要他人的提醒。特别是短期记忆很容易忘记，但长期记忆多半保存完整，例如小时候的事情都能记得很清楚。因此如果忘掉长期记忆，但是短期记忆都记得，那就不是阿尔茨海默病，很可能是脑外伤造成记忆区域受损，导致忘记过去的记忆。

4. 如何降低患阿尔茨海默病的风险？

世界卫生组织资料显示：全球约有 4 750 万人患有阿尔茨海默病。据不完全统计，中国阿尔茨海默病患者的人数居世界首位，目前已经超过 1 000 万。其中，55 岁以上人群患病率接近 3%，65 岁以上是 5%，70 岁以上是 10%，80 岁以上是 30%，85 岁以上则高达 40%。在 60 岁以上的老年人群中，年龄每增加 5 岁，患病危险度会增加 1.85 倍。

健脑手指操

除了基因、年龄、性别、家族史等不可控因素，还有很多可控因素，如睡眠、心血管健康、高血压、糖尿病、肥胖、吸烟、高胆固醇等，所有这些因素都可以通过生活方式的改变、有氧运动、低盐低脂饮食等来控制风险。另外，通过手指操训练可以预防阿尔茨海默病，提高患者的认知及日常生活能力水平。手指操作为一种保健操,其方法简单易学,容易被老年人接受。手指操主要是针对手部穴位的按摩,适当的按摩可增加对大脑皮层的刺激,增加大脑的血氧供应,从而提高患者的认知水平。

5. 阿尔茨海默病有哪些表现?

早期第一大征兆:记忆力衰退。

记忆力衰退,尤其是对近期事物的遗忘,是阿尔茨海默病早期最常见的症状。

第二大征兆:不能完成熟悉的工作。

阿尔茨海默病能让曾经的"家务能手"不见了⋯⋯

第三大征兆:语言表达出现障碍。

阿尔茨海默病早期患者经常忘记简单的词语,或者话到嘴边却不知道该如何表达,说出来的话让人难以理解。

第四大征兆:搞不清时间和地点。

阿尔茨海默病患者出门经常迷路,记不住日期,甚至都分不清楚白天和黑夜。

第五大征兆:判断力受损。

阿尔茨海默病会让人丧失对一些事物的正确判断能力,例如花很多钱去买根本不值钱的东西,或者吃已经不再新鲜的食物,甚至会横冲直撞地过马路。

第六大征兆:理解力下降。

阿尔茨海默病早期患者与人交流往往会出现一定的障碍,跟不上他人的交谈思路。

第七大征兆:将物品或钱错放在不恰当的地方。

水果放在衣柜里,袜子放在餐桌上⋯⋯总把东西放错地儿,也是阿尔茨海默病的一大征兆。

第八大征兆:情绪或行为的改变。

无缘无故地情绪涨落,或者情绪变得淡漠、麻木,那么一定要引起重视。

第九大征兆:性格改变。

糊涂、多疑、害怕、易怒、焦虑、抑郁⋯⋯阿尔茨海默病很可能会改变一个人的性格。

第十大征兆:兴趣丧失。

有的患者能在电视机前呆坐好几个小时,或者长时间地昏昏欲睡。阿尔茨海默病甚至会偷走你的爱好,让你对以前的喜好不再有兴趣。

如果您和您的家人有以上征兆的话,请及时到医院就诊,别让最亲的人变为"熟悉的陌生人"。

6.阿尔茨海默病患者的日常生活指导工作有哪些?

得了阿尔茨海默病并非意味着死期将至,要顽强地活下去,患者不会丢失情感记忆,依然可以理解爱和喜悦。那么家有阿尔茨海默病患者,我们该怎么做呢?

(1)阿尔茨海默病患者日常护理之穿衣指导:①穿着的衣服件数不要多,按顺序排列。②衣服简单宽松,颜色统一。③选用不用熨烫面料的衣服。④选择外衣最好双面能穿的,避免纽扣过多,最好拉链代替纽扣。⑤用松紧裤带代替皮带,袜子成双放在一起不易穿混。⑥少佩戴装饰品。⑦鞋子大小合适,不选择系带鞋。

(2)阿尔茨海默病患者日常护理之饮食指导:①经常清理冰箱,把过期的食物扔掉。②避免吃坚果、爆米花这样容易引起呛咳的食物。③要对食物的温度、软硬、形状进行把控。

(3)阿尔茨海默病患者日常护理之居家指导:①把患者经常使用的,最喜欢的东西放置在固定位置,不要轻易挪动。②合理摆放家具和家居用品,保证经常动的区域畅通无阻。③安排步入式淋浴,在淋浴间和缸边放置扶手。④增加各个房间的光亮度。⑤限制使用危险物品,如刀具,电熨斗,搅拌机等。⑥如使用小家电时,请使用有自动关闭功能的小家电,请在监护下使用。

(4)阿尔茨海默病患者日常护理之出行指导:①最小化地限制患者的人身自由。散步时间尽量安排在白天,规划安全的散步路线,穿防滑鞋,有需要时配备拐杖。在患者的口袋里留一张记有家人地址和电话号码的卡片,在他们的衣服上缝上住址。②如果带患者外出,抓住他们的手,边走边聊。③如果患者走失了,看护者要保持冷静,尝试在邻近地方寻找,尽快报警,提供患者的基本资料和彩色近照。找到患者后,要安慰患者,并带患者回到熟悉的地方。

(5)阿尔茨海默病患者日常护理之如厕指导:①制订计划帮助患者上厕所,定时询问患者是否需要上厕所。②用鲜亮的颜色和大号字体来标明厕所位置。③穿着易脱的衣服有助于减少尿裤子的次数。

(6)阿尔茨海默病患者日常护理之服药指导:①老人服药时要有人在旁,帮助老人将药全部服下,以免遗忘或错服。对伴有抑郁症、幻觉或自杀倾向的痴呆患者,看护者一定要将药品管理好,放到老人拿不到或找不到的地方。②遇到老人不愿服药时,应耐心说服,药吃下后,让老人张开嘴,看是否咽下,也可将药碾碎放在饭中,卧床患者应将药碾碎后溶于水中服用。

(7)阿尔茨海默病患者日常护理之睡眠指导:①规律生活——让患者保持规律的生活,白天多活动,消耗体力,晚上保持良好的睡眠。②房间舒适——患者的房间应保持温暖,床铺干净舒适、经常换洗晾晒。③应在走道安装小夜灯,防止夜间起床患者害怕黑暗。

通过衣、食、住、行、如厕、服药、睡眠等日常生活护理,让患者在逐渐消失的记忆里体味爱与被爱,减缓疾病的发展,延长患者寿命。

阿尔茨海默病激越行为护理

7. 阿尔茨海默病患者出现攻击行为应该怎么办?

(1)保持冷静,不要表现出恐惧与害怕。

(2)尽量找出让他们生气的原因,仔细回忆并发现是否存在某种固定刺激因素,避免以后出现类似情况。

(3)不管怎么样,不要使自己变得有攻击性,如果你要发脾气,一定要离开患者,直到恢复冷静。

(4)不要推拉挤压患者,除非是为了患者的安全着想。如果所有方法都失败了,医生可能会通过药物来使经常有暴力行为的患者平静下来。

认知功能训练

8. 阿尔茨海默病患者的认知功能训练有哪些?

(1)可以陪患者一起做简单的家务,如做饭、扫地、晾衣服、收衣服。

(2)陪患者一起看老照片,回忆以前的事情。

(3)利用各种小工具帮助患者训练认知能力、防止记忆退化。根据患者病情的轻、中、重度的不同,选择不同的活动,如手指操、多米诺骨牌、游戏棒、魔方或魔尺、排气球、沙画、跳棋等。

下跳棋游戏:可以和看护者一起按规则下跳棋,要求将不同颜色的弹珠拣出来在棋盘上摆好,在看护者的帮助下,患者在 2 种颜色中选一种摆在棋盘上。

拍气球游戏:可以和看护者一起用羽毛球拍拍气球,看护者与患者面对面地坐下,患者将气球拍出后,看护者用手接到并拍回给患者,在看护者的帮助下,患者用双手托住气球上下移动。

(4)在户外让老人在公园里观察各种花鸟树木,说出他们的名称,过一会儿再回忆看到的东西的名字,数一数路边有多少棵玉兰树,看看湖面有多少只小船,它们是什么颜色的。

(5)和其他老人一起打太极拳,或在看护者的帮助下用体育器械锻炼身体。

9. 阿尔茨海默病能痊愈吗?

阿尔茨海默病是退行性疾病,治疗目标是推迟疾病的进展,而不是治愈。很多患者和家属难以理解,为什么得了此种病不会好,还会愈来愈差?我们常遇到家属因为心急,四处询问偏方,期待患者能恢复,但做了一段时间的复健,或是吃了一段时间的药却没有进展。其实对于这种退行性疾病来说,所谓的进步就是不会很快退步,吃药、复健都只能推迟退化的速度,但并不会康复。

不过每位患者的病程不同,即使接受相同频率和内容的复健治疗,病情发展的状况仍可能会有很大的不同。阿尔茨海默病病程的发展很难预测,如果能维持规律的运动、摄取适量均衡的饮食、配合服药和复健治疗,就有机会推迟阿尔茨海默病退化的速度。

10.阿尔茨海默病照护者,是一个人在孤军奋战吗?

每一位阿尔茨海默病患者背后都有照护者在默默付出,照顾阿尔茨海默病患者是一项长期而艰巨的任务,这些人的健康同样应该得到关注。

(1)照护者经常对患者所表现出来的行为感到生气。

(2)当患者病情加重时,照护者经常怀有罪恶感。

(3)照护者独自面对患者经常感到无助、软弱、沮丧。

(4)有时会沉浸在悲伤中无法自拔。

(5)经常日夜照顾,无法充分休息,还易抑郁生病。

(6)家有这样的患病老人,感到没面子,逃避社交,更感孤独。

面对以上问题,我们应该怎样照顾好自己呢?

(1)保持乐观心态,看一场有趣的电影,与喜欢逗乐的朋友聊天,讲一些笑话或看幽默的电视都有助于抑制失落情绪,使心情愉快。

(2)面对现实,尽你所能,但不强求自己,给予鼓励。

(3)对于无法控制的事物不要归罪自己。

(4)看护者也需要时间照顾自己的生活起居,在照顾患者的同时不要忘记留点时间给自己,经常听广播、看新闻、参加社区活动等,可以缓解压力。

您不是一个人在奋战,懂得寻求帮助,利用身边资源,可以向专业医生咨询,成为一个有知识的照护者。

（杨孟丽　孙　慧　周秋艳　叶松岩　范露佳　庞晨晨）

六、癫 痫

癫痫俗称"羊羔风"或"羊角风",那么吃羊肉会诱发癫痫吗? 只要抽搐就一定是癫痫吗? 癫痫是不是牛鬼蛇神附体? 得了癫痫还能上学、结婚、生子吗? 面对这一连串问题小编提醒——看完下面的文章你的疑问将会全部解答。我们一起携手,像战士一样面对癫痫,战胜"痫"样人生!

1. 癫痫属于什么病? 和癔症有什么区别?

孩子是祖国的花朵,是家庭的希望,孩子的健康成长是父母最大的心愿! 但并非所有的心愿都会顺利实现,在孩子成长的道路上,难免会有磕磕绊绊,疾病的发生也是不可避免。正如这对带着他们 12 岁的女儿前来就医的郑州夫妇,到底是什么让他们如此着急? 原来,近 4 个月来,他们的女儿在睡眠中常出现四肢抽搐、双眼上翻、意识丧失、口吐白沫的情况,持续 3~5 分钟后就会自行缓解,但醒来后就会感到头痛、困倦。到医院进行一系列检查后,医生诊断为"癫痫"。这对夫妻很疑惑,女儿怎么会得癫痫呢? 癫痫到底是一种什么病?

癫痫是一种慢性脑部疾病,癫痫患者会由于大脑神经元异常过度放电出现不正常的表现,就是癫痫发作。癫痫发作是一种症状,有些表现很明显,比如牙关紧闭、身体抽搐、突然倒地、失去意识等,但有些发作不易察觉,可能仅仅是愣一下神、身体抖一下等,持续过程只有几秒。如果把脑子比作一片草原,那么每次癫痫发作就像草原上着了一场大火,一般会自己熄灭(发作停止),但一段时间又会自燃(癫痫发作)。大脑每次"火灾"都会烧毁部分脑细胞,频繁的"火灾"将引发不能恢复的脑功能损害。

癫痫不同于日常生活中的癔症,癔症的发作具有一定的心理因素,临床表现的特征在于夸大性、缺乏真实感和过分表演化,症状带有明显的感情色彩,甚至给人矫揉造作的印象。癔症发作常在精神刺激后和有人在场时,而癫痫发作没有地点的选择性;癔病发作没有发作前兆,临床症状复杂多样,发作的时候神志是清楚的或仅有轻度的意识障碍,具有强烈的自我表现性,如闭眼、哭叫、手足抽动和过度换气等,没有摔伤、咬破舌头或尿失禁的情况,面色和瞳孔反射正常,发作后能回忆,持续时间也很长,常需要安慰或暗示才能终止。癫痫的发作和上述过程相反,二者可通过视频脑电图鉴别,癔症发作时脑电图正常,癫痫则恰好相反。癔症是功能性疾病,癫痫是器质性病变,这两种病没有联系,但是可以发生在同一个人身上。

2. 癫痫发作症状不同,是什么在作怪?

同样是癫痫发作,为什么有的人会口吐白沫、牙关紧闭,而有的人仅仅是愣一下神呢? 这是因为发生"火灾"的区域不同,引发的表现形式也不同,这些区域我们称之为癫痫灶。癫痫灶就是大脑中一个发生病变的区域,每个癫痫患者的大脑中,都有那么一个神秘区域,无论能否检测到,它都是真实存在的。那么好好的大脑,怎么出现癫痫灶了呢? 我们挑几个"嫌疑犯"给大家说说。

(1)先天因素:可能基因注定了大脑有一个区域发育不那么完善,稳定性没那么强;也可能基因没毛病,只是在胎儿时遭遇了感染、辐射等,导致大脑发育有些问题。

(2)肿瘤:脑肿瘤生长时势必挤着这个,压着那个,有那么一个区域,被肿瘤压迫着,变个态也是正常的。

(3)外伤、高热和感染:被人拍了一砖头,开车被撞到了头,高空坠物砸到了,好好的脑子被打坏了。持续高热,脑子真的有可能烧坏。病毒、细菌、寄生虫,如果溜达进了脑子,对脑子造成损伤也很正常。如果我们把癫痫灶比作雷区,癫痫发作就可以看到雷区爆炸了。

3. 什么人会得癫痫? 癫痫的病因是什么?

很多人思想观念上存在一个误区,觉得只有儿童和青少年才会得癫痫。其实,癫痫就像感冒,导致其发作的因素比较复杂,不仅儿童和青少年会发病,各个年龄段都会发病。

不同年龄段的人群患癫痫的病因会有较大的差异,而且有近一半的癫痫患者的病因是未知的,病因未知的人群的癫痫可能与遗传有关。

(1)新生儿阶段的癫痫病因:颅脑畸形,生产过程中发生过缺氧,存在低血糖、低血钙、低血镁及其它的电解质紊乱,先天性代谢异常,新生儿颅内出血,妈妈在怀孕期间不正确使用药物等。

(2)婴儿和儿童阶段的癫痫病因:围生期损伤、热性惊厥、先天性疾病、代谢障碍、急性感染、血管畸形等。

(3)成人阶段的癫痫病因:颅脑外伤、脑肿瘤、脑血管疾病、代谢障碍。

(4)老年阶段的癫痫病因:脑血管疾病、脑肿瘤、阿尔茨海默病等。

由以上内容可知,从胎儿开始一直到老年期都有导致癫痫发作的病因,这些因素多数与脑部损伤或者大脑异常有关,同时癫痫与遗传也有紧密联系。当然有大量的癫痫类型病因未能得到合理解释,需要科研工作者进一步研究。

4.明确诊断癫痫需要做哪些检查?

癫痫是多种病因所致,其诊断需遵循三个步骤:首先要明确发作性症状是否为癫痫发作,其次鉴别是哪种类型的癫痫或癫痫综合征,最后明确发作的病因是什么。要完成这些判断需要大量的信息,包括病史、体格检查、神经学检查、脑电图检查、神经影像学检查等。

(1)病史:既往史是帮助医生诊断癫痫非常重要的信息,由于患者发作时大多数有意识障碍难以描述发作情形,所以家属和目击者可以帮助回忆和答复,把完整信息告知医生。病史包括起病年龄、发作的详尽过程、病情发展过程、发作诱因、是否有先兆、发作频率和治疗经过;既往史包括母亲妊娠是否异常及妊娠用药史,围生期是否有异常,过去是否患过什么重要疾病,如颅脑外伤、脑炎、脑膜炎、心脏疾病或肝肾疾病;家族史应包括各级亲属中是否有癫痫发作或与之相关的疾病(如偏头痛)。

(2)体格检查——检查是否存在其他疾病:一些疾病可能会引起癫痫发作,因此医生将会对患者进行全面体检,这能为医生的诊断提供非常重要的信息。通过检查医生会了解患者的肝功能、肾功能及其他器官系统是否正常。有一些人会同时患有癫痫和其他疾病(例如肾病或甲状腺功能亢进),这些疾病可能是引起癫痫发作的病因。即使不是,另一种疾病的存在可能会影响医生选择药物,因为有些疾病会影响抗癫痫药发挥作用,或者治疗这些疾病的药物可能会与抗癫痫药物相互作用,影响疗效。

(3)神经学检查:神经学检查的目的是看大脑和相关神经系统功能是否正常,如医生用锤子轻轻敲打你的膝盖检查膝跳反射就是神经学检查的一部分。

(4)脑电图检查:是诊断癫痫最重要的辅助检查方法。因为每次癫痫发作就是一次大脑里的电风暴,脑电图可以准确描记这些电风暴的活动,所以脑电图检查是诊断癫痫的重要的检查手段,也为癫痫手术提供定位依据。

(5)神经影像学检查:可确定脑结构异常或病变,有时可做出病因诊断,如颅内肿瘤、灰质异常等。最常见的神经影像学检查是 CT 和 MRI,相对于 CT 扫描,MRI 能提供更多的信息,因此常常被推荐使用。功能影像学检查如 SPECT、PET 等能从不同的角度反映脑局部代谢变化,辅助癫痫灶的定位。

5.你了解脑电图检查吗?

对于癫痫患者,脑电图检查必不可少。有些患者不了解脑电图检查,内心感到恐慌,还担心它会对大脑造成损伤,其实脑电图检查是神经系统功能检查方法之一,和大家熟悉的心电图一样,利用仪器来记录身体的电波活动。脑电图检查就是将金属制成的电极片贴在头皮上,电极片连接导线,通过精密仪器的处理,将脑电波最终变成电脑上医生可以看见的波形。这种被记录下来的曲线波形,就是我们说的脑电图。

脑电图检查是一种无痛、无创伤性的脑功能检查,不对大脑施加任何外界干扰,大脑也没有接受任何刺激,仅仅是记录大脑自身的电活动而已,没有任何辐射,除非检查时发病,脑电图检查本身不会引起任何异常感觉和不适,不仅对于成人安全,对儿童甚至是新生儿也是安全的,对生长发育也没有任何影响。

那么脑电图检查的过程是怎样的呢?脑电图检查是由脑电图技师完成的。首先,技师会测量患者的头部,以便把电极放在正确的部位;其次,在头皮上标记电极放置的位点;再次,技师会在头皮上标记的部位涂抹上温和的磨砂膏,这有助于脑电图记录;最后,贴上电极。脑电图检查室很安静,并且灯光会比较暗。在监测期间,技师可能会让患者做以下事情:多次睁眼和闭眼、眼睛盯着闪烁的光源、快速呼吸或者深呼吸、在测试过程中告知医生是否有癫痫发作的症状。

6. 做脑电图检查的过程中都需要注意什么呢?

脑电图检查监测前准备:

(1)建议患者在检查前一天清洗头发,并且不能使用任何护发素、护发乳、发胶等产品,检查前换上宽松衣物,这样有助于检查的进行。

(2)每个患者只留一位家属陪同,以减少周围人员对监测的干扰。

(3)进入病房后关闭手机,避免对脑电图信号产生干扰。

(4)监测中家属和患者都不要随意插拔头盒上的导线,不要扯拽、压折电极线,不要用手搔抓头发,未经允许不得使用床头电源,以免影响记录质量或损坏仪器。

(5)监测中尽量避免吃零食,特别是不要嚼口香糖,因为咀嚼运动会严重干扰脑电质量。

脑电图检查癫痫的发作时注意的事项:

(1)立即让患者平卧在床上,迅速掀去被子、暴露全身(包括手脚),家属不要在患者面前遮挡镜头。

(2)不要握住或按住患者的肢体,也不要按压人中试图终止发作,尽量不要与患者有身体接触。因为此时医生需要通过录像,仔细观察发作全过程的细节表现。

(3)婴儿痉挛发作时患儿家长可扶患儿坐在自己腿上,让其面向镜头,不要限制患儿的四肢活动。

(4)迅速按床旁报警键,并通过墙上的呼吸器通知医护人员到场。

（5）保持冷静,注意观察发作表现,并防止患者在发作时碰伤或跌伤。

（6）注意不要拉拽电极线或记录盒。

7. 得了癫痫,你是否进行了盲目治疗?

"基因治疗""纳米技术""干细胞治疗""神经生长因子""离子渗透""激光疗法"……这些癫痫疗法是不是很眼熟?"中国癫痫救助基金""中国癫痫扶贫基金"……这些基金项目是不是让人看到了希望?

其实,这些都是虚假的治疗信息和手段,但是很多患者选择了盲目相信。

癫痫科医生经常会遇到这样的患者:看了报纸、电视上的广告,听到某医院打来电话,说他是某医生的助手,现在有个癫痫救助基金的项目,推荐我们吃什么药或到哪里看病,开了好几万元的药,用了某"高大上"的疗法,结果不仅没有控制住,反倒发作越来越频繁。不得已又回到医院,还是接受正规医院的正规治疗。

癫痫是常见病,不可怕,大多数患者治疗效果很好,但是要前往正规医院就诊,大多数有经验的医生均能胜任治疗,最好能保持长期门诊随访,相对固定的医师比较好。

8. 癫痫的药物治疗与你想象的一样吗?

抗癫痫药物——按时吃药

目前癫痫治疗仍以药物治疗为主,很多患者认为癫痫与其他病一样,只要吃的种类多,数量足,很快就可以控制住,不再发作,其实这些都是错误的观念。

癫痫的药物治疗应达到三个目的:①控制发作或最大限度地减少发作次数;②长期治疗无明显不良反应;③使患者保持或恢复原有的生理、心理和社会功能状态。

（1）确定是否用药:一般来说,半年内发作 2 次以上者,一经诊断明确,就应用药物。

（2）正确选择药物:根据癫痫发作类型、癫痫及癫痫综合征类型选择用药。70% ~80% 新诊断癫痫患者可以通过服用一种抗癫痫药物控制癫痫发作,所以治疗初始的药物选择非常关键,可以增加治疗成功的可能性。如选药不当,不仅治疗无效,而且还会导致癫痫发作加重。

（3）药物的用法:用药的方法取决于药物代谢特点、作用原理及不良反应等,因而差异很大。

（4）严密观察不良反应:应用抗癫痫药物应定期监测肝肾功、血尿常规、血药浓度。

（5）尽可能单药治疗:抗癫痫用药物治疗的基本原则是尽可能单药治

疗,70%～80%癫痫患者可以通过单药治疗控制发作。

(6)严格遵医嘱服药:按时按量服用抗癫痫药物对于控制癫痫发作至关重要,不得随意更换或间断,50%左右癫痫患者经过3～5年的规范治疗可停药,但必须经过医生评估,并在医生指导下逐渐减量停药,切忌自行停药。

癫痫——
我要一直
吃药吗?

9.抗癫痫药需要吃多久?

患者与家属最多的疑问就是:抗癫痫药需要吃多久?难道我需要一辈子都吃药吗?癫痫能彻底治好吗?

癫痫是一种慢性脑部疾病,本身就是以反复发作、每次发作的不可预知性、药物治疗的长期性为特征的。癫痫和高血压、糖尿病一样,需要坚持长期、规律服药。

患者癫痫发作被控制后,在医生指导下可以适当地调整药物,减药一定要慢,必须逐一增减,控制发作后必须坚持长期规律服用,不得随意增减或停药,如果一种一线药物已达到最大耐受剂量而不能控制发作,可加用另一种一线或二线药物至完全控制或达到最大耐受剂量后逐渐减掉原来的药物,转换为单药,换药期间应有5～7天的过渡期。

10.癫痫能手术治疗吗?

癫痫手术已经有100多年的历史。19世纪的时候,英国医生就用手术治疗了凹陷性骨折引起的癫痫,甚至可以做开颅手术。到了现今,癫痫手术经历了3次大的发展。第一次是在两次世界大战中,出现了很多脑部受伤的病例,并引发了外伤性癫痫和继发性癫痫;第二次是在20世纪50年代到80年代,颞叶癫痫治疗出现了新的认识,运用了立体定向技术进行治疗;20世纪80年代后,出现了新的影像定位技术及电生理监测技术,新技术可以尽可能地保留正常功能。2000年以后,随着电子技术的发展,出现了电子药物,它并不是真正的药物,是一种新型的治疗方法;它不是做脑部癫痫灶的切除手术,而是通过刺激的方法来控制癫痫发作频率。电子药物可以减少服药频率,并改善记忆功能和情绪控制。它分为两种:一种是脑深部刺激术,通过立体定向的方法,找到海马核团或丘脑核团,通过植入电极的方法,直接放到癫痫灶上进行刺激,控制癫痫灶不再放电;另一种就是迷走神经刺激术,把电极放在左侧颈部迷走神经上,包裹迷走神经,反馈性地在大脑中抑制癫痫灶放电。综合来说,癫痫手术的方法有传统的海马杏仁核切术、脑皮层癫痫灶切除、软脑膜下纤维横切术、胼胝体切开术和最新的脑深部电刺激术及迷走神经刺激术。

癫痫患者
可以减肥
吗?

11. 癫痫患者能减肥吗?

爱美之心,人皆有之。那么对于体重超标的癫痫患者可以减肥吗? 答案是肯定的。但是不建议停癫痫药、吃减肥药、过度节食及过度运动。科学的减肥方式应该是适当控制饮食,禁高脂肪、油腻食品,少吃零食,多吃水果和蔬菜,多吃含钙高的食物,注意补充镁。疾病控制下可以参加体育运动,但要控制强度,例如散步、慢跑、打太极拳、舞蹈等活动方式都是可以采取的,禁止剧烈运动或大运动量的体育活动。如果需要长跑、外出活动等要结伴而行,避免单独行动,随身携带足够的抗癫痫药物,按时服用。

12. 开展生酮饮食需要怎么做?

癫痫饮食
疗法——
生酮饮食

既然饮食就能治癫痫,那患者是不是就不用去医院了? 没那么简单。采用生酮饮食前医生要准确评估患者身体状态,排除脂肪代谢异常问题,对其是否能够进行生酮饮食进行评价。生酮饮食前期必须要有营养师指导,中期可根据营养师指导自行坚持生酮饮食治疗,后期营养师一般能做的就是帮助计算饮食比例和热卡,给出饮食方案,患者或家属称量食物,直接或烹饪食用。为了方便食用和制作,现在已生产出脂肪、蛋白质和糖科学配比、营养丰富、口感美味的多种生酮产品,既可以直接食用,也可以用来做配餐。生酮饮食前 3 个月,为了更快地获得"酮症"、稳定的血酮水平和控制癫痫发作,推荐以食用生酮产品为主。

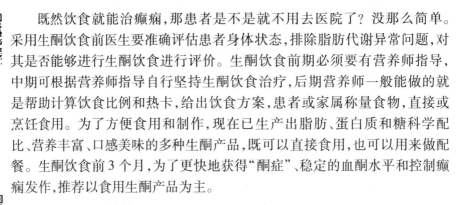

13. 生酮饮食的效果怎么样?

癫痫饮
食——食
物选择

小芳才 10 岁,正是天真烂漫的年龄,可是在过去的 3 年里,她却被癫痫痛苦地折磨着,每次睡前及将要睡醒时都会有癫痫发作,双眼上翻、口吐白沫、四肢强直,爸爸妈妈带她四处奔走,寻医问药,但是效果都不是很理想,一听说生酮饮食可以治疗癫痫,小芳的爸妈就像抓住了救命的稻草,决定赶快听从医生的建议试一试。经过一系列的检查,小芳符合开展生酮饮食的条件,生酮饮食顺利开展。让人意想不到的事情发生了,生酮饮食治疗 1 个月后,小芳没有再发作过,这让全家人喜出望外,没想到效果如此神奇,小芳减少了痛苦,全家人揪着的心终于放松下来。通过国内外临床研究和总结,生酮饮食在癫痫治疗中的疗效可以归纳为以下几个特点:

(1)"3 个 1/3":即 1/3 的患者癫痫发作可减少 90% 以上;1/3 患者发作可减少 50% ~89% ;1/3 的患者发作减少不足 50% 。

(2)4 个优点:生酮饮食治疗的癫痫有效率为 66% ;生酮饮食治疗的癫痫控制率为 20% ;部分没完全控制的患者会有发作程度的减轻,或发作时间的缩短;几乎所有患者都有行为认知的改善。

14.生酮饮食有哪些副作用呢?

生酮饮食效果那么好,是不是就没有缺点了呢? 不是的。生酮饮食还有很多副作用。生酮饮食开始后,呕吐、腹痛、腹泻发生率约为30%,这与总脂肪含量过高或中链脂肪酸导致肠道蠕动过快有关,我们可以采用腹部按摩、调整比例、调整产品、服用654-2等减轻症状;肾、尿路结石发生率为0.9%,这与饮水量不够,枸橼酸钾服用量不足有关,我们可以增加饮水量和枸橼酸钾用量;低蛋白血症发生率为2%,这与计划热量没有完成,消化吸收差有关,我们能做的就是完成计划热量,增加蛋白质摄入,严重时静脉滴注白蛋白。

15.癫痫患者需注意哪些安全问题?

对于癫痫患者来说,生活中癫痫发作时可能会出现一些意外事件,比如容易被电视、电脑等跌落的东西砸伤,厨房中的烤箱、燃气炉、锋利的菜刀对患者都存在潜在风险,睡眠中出现癫痫发作有坠床、摔伤的风险等。因此癫痫患者应警惕这些情况的出现,并做好防护措施,如避免在机器旁工作、远离危险物品等,以免癫痫病发作时发生意外。癫痫患者睡单人床时要在床边增加床挡,防止发生坠床跌伤。

16.什么样的生活方式能减少癫痫发作?

有些患者发现即使接受规范治疗,癫痫还是会发作,这可能与某些生活方式有关,比如缺少睡眠、酗酒等。另外,压力大的时候、生病的时候(比如感冒)也更容易出现癫痫发作。癫痫患者要避免这些因素的发生,要养成生活规律、不熬夜、不酗酒的习惯,保持心情愉悦。此外,饮食也是很重要的一部分。一日三餐是最寻常不过的事情,但对于癫痫患者来说如果不能掌握正确的饮食方法,将对癫痫患者产生不可估量的负面影响。很多患者没有意识到饮食的重要性,认为可以随便吃吃喝喝,其实不然。癫痫患者要避免食用一些诱发癫痫的食物,如乙醇、咖啡、浓茶等,不宜过多食用甜食,因为食用甜食过多,会刺激胰岛素的分泌,导致低血糖,从而影响大脑的供能,诱发癫痫。我们总结癫痫患者的饮食原则为:规律、适当饮食,不宜过饱和饥饿,注意营养搭配,均衡饮食。

17.癫痫患者能正常学习、工作吗?

对于儿童和青少年癫痫患者,除非合并智力障碍、自闭症等,绝大多数癫痫患者能完成九年义务教育、完成大学学业、完成研究生学业,甚至出国留学。但部分患者可能由于癫痫发作影响大脑或因其他神经系统疾病而引起学习困难,抗癫痫药可能使学生感到疲劳、集中注意力困难或记忆困难而影响学习成绩,但这些情况很大一部分可以通过患者、家属、教育工作者、医务人员的共同努力避免,我们坚决不提倡得了癫痫就辍学。如果发作频繁先治病休学留级都可以考虑,好转后根据孩子的具体情况选择合适的学校复学。

而对于需要找工作的癫痫患者,有些人发作控制得好,有些则仍会发作,偶尔(或者更为频繁)的发作会为找工作增加难度,但也并非不可能,目前癫痫患者在各行各业都能找到适合自己的位置。

有一定工作能力的成人癫痫患者,应该正常参加工作,这有利于患者的身心健康。癫痫发作的突然性使患者在选择职业时应该注意遵循以下三个原则:

(1)远离有危险的职业。患者应当选择在工作中即使病情突然发作,也不会受到意外伤害的工种。因此,机械操作工、炉前工、电工,水上或者近水作业、地下单独作业、高空作业、爆破,接触强碱、强酸、剧毒品等遇到发作会危害患者自身安全的职业或工种不能选择。

(2)避免工作环境或工种成为发作诱因。有些职业如强体力劳动、过度脑力劳动(长时间阅读、计算等)容易造成疲劳;存在强光刺激、强噪声的、强烈异味刺激的工作环境容易使患者神经系统受到刺激同样会诱发患者发作,此类职业不宜选择。

(3)即使在工作中出现发作,也不会危害他人或社会。癫痫患者不能选择如公交车司机等一类为公共服务的职业,驾驶私人汽车(已获取驾照),也要在明确多年无发作,并且取得医生同意的情况下进行。

18. 女性癫痫患者备孕需要注意什么?

大多数女性癫痫患者可以正常怀孕,但是需要在神经科医生和妇产科医生的指导下备孕,提前补充叶酸。正在服用多种抗癫痫药或目前服用的药物剂量比较大的癫痫患者,另外即使目前没有正在服用抗癫痫药的癫痫患者,在怀孕前都应该咨询神经科医生,确定是否需要调整治疗方案或是否需要再次接受抗癫痫药治疗。

19. 女性癫痫患者的胎儿有什么风险吗?

癫痫发作和抗癫痫药物对发育中的胎儿都有一定的风险,不过癫痫发作比药物对胎儿的影响更大。许多患者担心怀孕期间使用抗癫痫药物会损害胎儿,有的自行停药,导致癫痫发作。癫痫发作时,患者可能无法控制自己,最终导致从高处跌落、被烧伤或者发生车祸,这些情况都会影响胎儿,导致早产、流产;癫痫发作导致的宫内缺氧(胎儿缺血缺氧脑病),是致畸风险最高的因素;癫痫发作可能导致胎儿的心跳速度减慢。临床数据表明,新型抗癫痫药物(左乙拉西坦、拉莫三嗪、奥卡西平等)致畸率较低,仅略高于正常孕妇,是医生推荐的孕期服药方案;而致畸率最高的药物,畸形率在10%左右,也就是说,即使服用对怀孕最不利的药物,生下健康宝宝的概率也有90%,它的损害远低于孕期发作对宝宝的伤害。当然,对于完全控制达到2~5年的患者,可以尝试减药、撤药后怀孕。对于男性患者,这方面的影响就较女性小多了,只要精子检测正常,一般可以正常生育。所以控制癫痫发作在怀孕期间特别重要,孕期要定期复查,规律作息及用药。

癫痫发作
的急救

20. 癫痫发作时如何急救?

若是一个癫痫患者发作,有效的方法是什么呢? 很多人会说,赶紧掐人中啊;赶紧掰开患者的嘴巴,往嘴里塞东西呀,要不然要咬断舌头了;赶紧叫几个人来,按住患者扭动的身体啊;对了,如果身边有水,最好再喂些水啊……其实这些措施都错了,不仅帮不了患者,还可能会伤害他,甚至伤了自己。癫痫发作时,我们简单地总结为四不要:不要限制抽搐;不要移动患者;不要往患者口中塞入任何东西;不要用凉水泼、按人中、针刺。

癫痫发作了,这也不能做那也不能做,难道就眼睁睁看着患者痛苦就什么都不管了吗? 患者癫痫发作,我们最担心的就是患者的生命和安全。那我们应该怎么做呢? 我们要迅速上前扶住患者缓慢躺下,以免患者跌倒受伤;迅速移开周围的尖利物品,不要强行移动患者,防止其对患者身体造成伤害;如果患者处于高处,我们要防止患者跌落;解开过紧的领口、皮带;如果呼吸没有停止,不必做人工呼吸和心外按压,不当按压反而造成肋骨骨折;将患者翻转至侧卧位,或至少将头偏至侧位,清理呕吐物,避免口腔分泌物吸入肺内,防止误吸。

如果出现以下情况,需要及时拨打120,送往医院进行救治:发作时间过长(超过5分钟);短时间频繁发作(30分钟内发作3次以上);连续2次发作并且中途没有恢复意识;呼吸困难或受伤时;患者为第一次发作;患者为特殊人群(孕妇)或者你无法判断患者是否有其他疾病(如心脏病或者糖尿病)。

21. 如何记好癫痫日志?

在门诊上,经常碰到这样的患者和家属,记不清患者发作时的表现,记不清每次发作了多久,发作的次数,但这些信息对疾病的诊断和治疗却是非常重要的。如果病情描述太过模糊,医生就要花更多的时间和方法才能做出诊断,患者和家属也会承受不必要的痛苦和经济负担。我们建议患者和家属准备一本"癫痫日志",详细记录癫痫每次发作过程。

（1）记录发作状态：发作前有无预兆，是在清醒时发作还是睡眠时发作，发作的时间，持续时间，可能的诱因，发作时的表现；呼唤患者时确认是否意识不清、头部处于什么位置、眼睛有无倾斜上翻、四肢处于什么姿势、口唇是否青紫等，如果有意识不清，要记录何时转清的，以及发作后有何不适等。有条件的患者可用手机或摄影器材拍摄发作过程。

（2）记录用药：药物名称、剂量、用药效果、副作用、漏服情况，如果患有其他疾病，使用其他药物，也要记录下来。

（3）记录生活状态：记录是否熬夜，是否暴饮暴食，是否长时间看电脑、电视等。患者是儿童、青少年情况下，要记录生长发育，还有学习、日常活动、睡眠等。癫痫日记要妥善保管，在就诊时带上以备医生参考。

癫痫病因复杂，治疗周期长、负担重，社会上对癫痫存在偏见、歧视而导致患者产生病耻感，但是目前医学在突飞猛进，我国有一大批优秀医生致力于癫痫的研究，并取得了很好的效果。所以不要灰心，不要沮丧，我们陪你一起"像战士一样面对癫痫！"

（许　珺　吕先鹤　丁玉莹　冯小芹　李明敏　于晓洁）

七、周围神经疾病

(一)面瘫

1. 什么是面瘫?

面瘫又称面神经炎或面神经麻痹,就像我们的面部得了感冒,在免疫力下降的时候受到了病毒的侵袭。面神经麻痹(面神经炎,Bell 麻痹,亨特综合征)俗称"面瘫",是以面部表情肌群运动功能障碍为主要特征的一种常见病,主要表现为单侧颜面部的口角歪斜、闭眼困难、鼻唇沟消失、鼓腮漏气、示齿不全等,是一种常见病、多发病,年轻人发病率高。

发现面瘫,尽早治疗,治愈率高,一般不会留后遗症。若是治疗不及时,耽误了最佳治疗时期,治疗效果可能就不会那么理想了。

2. 面瘫会出现哪些表现?

面瘫顾名思义就是面部肌肉瘫痪。大家常见的"歪嘴巴"就是面瘫较常见的症状。面瘫可发病于任何年龄、任何季节,男性偏多,病前多有受凉史,发病前后患病一侧的耳后乳突区可有轻度疼痛。面瘫发病急,症状在数小时至数天内达到高峰,最典型的就是一侧面部表情肌瘫痪。临床表现为一侧面部额纹消失,鼻唇沟变浅,睑裂变大,眼睑闭合无力或闭合不全。露齿时口角歪向健侧,鼓腮和吹口哨动作时,患侧漏气。颊肌瘫痪使食物常滞留于齿颊之间。下眼睑松弛、外翻,使泪点外转,泪液不能正常引流而表现出流泪。Bell 征:闭目时眼球向上外方转动而露出巩膜。

外貌是给人的第一印象,面瘫带来的异常症状,很多人是比较介意的,担心疾病会给今后的生活带来影响。其实不然,积极治疗,树立战胜疾病的信心,恢复往日容貌的日期指日可待!

3. 面瘫治疗有哪些方法?

治疗面瘫的方法有多种,一般采取非手术治疗,治疗的原则是促进局部炎症及早消退,并促进神经功能的恢复。

面瘫早期会使用激素治疗,减轻神经水肿。补充 B 族维生素,如维生素 B_1、维生素 B_{12},可促进末梢神经再生。另外还可以使用微循环改善剂,如灯盏细辛,低分子右旋糖酐等。抗病毒药物,如喜炎平、更昔洛韦等。

当然面瘫最主要、针对性最强的治疗手段是物理治疗。早期可改善循环,控制炎症发展,消除局部神经水肿;后期可营养神经,提高神经兴奋性,促进神经功能恢复,防止肌肉萎缩。常用的理疗有超短波、低中频电疗、激光、药物导入等。另外少数在发病 2 年后仍留下不同程度的后遗症,严重者可以做面-副神经、面-舌下神经吻合术,但疗效不明确。

面瘫的治疗是药物治疗+物理治疗+康复训练同时进行的过程,三管齐下的效果更有利于疾病的恢复。

4. 如何预防面瘫的发生?

古人语"乍暖还寒时候,最难将息",早春时候气温变化,特别是早中晚温差较大,人的抵抗力也比较弱,有时凉风一吹就容易患上面瘫。衣服减少没有注意气温变化,或者倒春寒现象的发生,都极易导致风寒侵袭,患上面瘫。面瘫也是可防可治的,做到以下几点能减少面瘫发生。

(1)平衡膳食,多食新鲜蔬菜、粗粮、黄豆制品、大枣、瘦肉、鱼虾等。

(2)减少光源刺激,如电脑、电视、紫外线等;避免冷刺激,勿用冷水洗脸,吹冷风。

(3)洗头后及时吹干头发。

(4)生活规律,避免熬夜。

(5)寒冷天气、大风天气注意保暖,必要时戴帽子、口罩。

(6)适当运动,加强身体锻炼,心情平和愉快,保证充足睡眠。

5. 面瘫患者如何进行自我护理?

面神经炎
康复锻炼

面瘫患者病程比较长,重要的是后期康复治疗、自我护理。需要初春、深秋、冬天晚上或者中午睡觉的时候,谨防受凉,因为这些时候天气冷,在我们抵抗力低的时候,冷风就会乘机侵袭,侵袭我们的面神经,使面神经麻痹。我们需要从以下几个方面进行自我护理。

(1)饮食护理:治疗期间,忌生冷油腻,辛辣刺激性食物,不易消化,热性补药及食物,如羊肉、白酒、麻辣火锅、浓茶等。多食新鲜蔬菜、粗粮,如黄豆制品、玉米、洋葱、大枣等。

(2)心理护理:告知患者本病大多预后良好,并提供康复病例,克服害羞心理及急躁情绪,正确对待,积极配合治疗,谈话时语言柔和、态度亲切,避免伤害患者自尊的言行。

(3)生活护理:保持口腔清洁,饭后及时漱口,眼睛不能闭合者,予以眼罩、眼镜及眼药等保护;外出可戴口罩、围巾等改善自身形象的修饰。适当运动,加强锻炼,常听轻快音乐,心情平和愉快,保证充足睡眠。

（4）康复护理：如毛巾热敷、表情动作及咀嚼练习等，进行有效的表情肌康复训练可明显地提高疗效。在训练时应根据患者的不同症状选择不同的训练方法。主要有抬眉训练、耸鼻训练、示齿训练、努嘴训练、闭眼训练、鼓腮训练等，每天训练 2 ~ 3 次。每个动作训练 10 ~ 20 次。

（5）用药观察护理：激素治疗时，要密切观察药物的副作用，避免诱发或加重感染、胃溃疡、停药反跳现象等。

（二）面肌痉挛

1."左眼皮跳财,右眼皮跳灾",是真的吗?

人们常说："左眼跳财，右眼跳灾"。其实，这句话并没有什么科学道理。眼皮跳，无论是左边还是右边，都不是什么好的事情。《乡村爱情》里面的赵四，嘴总是一抽一抽的，说话总漏风，虽然是为了搞笑表演，但现实生活中确实会发现很多"赵四"，脸上抽动比赵四还要夸张，这些人可不是为了搞笑，而是"大有来路"，在医学上，应该是"面肌痉挛"的典型症状。

2.眼皮跳,难不成就是面肌痉挛的前兆?

单纯的眼皮跳是"眼睑痉挛"，多是支配眼睑活动的神经肌肉受到局灶性的兴奋刺激所导致，这种情况多在一段时间后自行缓解，"单纯眼皮跳"医生大多会嘱咐患者观察一段时间，3 个月后再复查，3 个月后，若眼皮跳动自己消失，就不需要特别关注，若仅仅是局限于眼皮不舒服，就要对症看眼科。而面肌痉挛引起的眼皮跳，不但不会自行停止，而且会越跳越重，在跳动一段时间后，逐渐累及面部肌肉，甚至颈部、肩部的肌肉都会抽动，一般休息或调理不会缓解，一般药物治疗也不能阻止面肌痉挛逐渐加重。

面肌痉挛最开始往往是一侧的眼皮跳，范围逐步扩大，数月后波及口角、面部直至颈阔肌等，严重者可终日抽搐不停，不能睁眼，甚至睡眠中也可抽搐，患者不能看书，也不能独立行走。个别面肌痉挛患者可伴发三叉神经痛，较少患者还可伴有患侧耳鸣、眩晕、听力下降等症状。该病呈慢性过程，可迁延终生，如果未能及时有效治疗，还会对患者生活、工作、精神和心理产生很大影响。

3.什么是面肌痉挛?

面肌痉挛有独特的表现，是指一侧或双侧面部肌肉反复发作的阵发性、不自主的抽搐，在情绪激动或紧张时加重，严重时可出现睁眼困难、口角歪斜及耳内抽动样杂音。面肌痉挛大多位于一侧，少数为双侧先后发作。典型面肌痉挛是指痉挛症状从眼睑开始（眼皮跳），并逐渐向下发展，累及面颊

带你认识
面肌痉挛

部表情肌等下部面肌,而非典型面肌痉挛是指痉挛从下部面肌开始,并逐渐向上发展累及眼睑。临床上非典型面肌痉挛较少,绝大多数都是典型面肌痉挛。

面肌痉挛的确诊主要是依靠经验丰富的医生观察患者痉挛时的表现,医生根据他所看到的发作形式判定是否为面肌痉挛。门诊时常有患者在就诊期间没有痉挛出现,因此也就无法判定。为了防止这种情况,患者在就诊前最好将发作频繁时的表现用手机录下来,以确保医生能看到发作时的样子。

另外还应该注意的是面肌痉挛需要和一些疾病鉴别,所以要认真回答医生的问题。特别需要注意的是患者如果以前得过面瘫,务必告诉医生,因为有的面瘫后遗症与面肌痉挛非常相似,而治疗方案完全不同。

4. 为何得面肌痉挛?

大脑里住着一对邻居,"面神经"和"血管","血管"这个邻居脾气暴躁,有事没事就欺负欺负对门的"面神经",提提门,亮亮嗓,不停地压迫他、摩擦他,甚至用一种新型绳索"蛛网膜"将"面神经"的大门给封了,"面神经"好脾气,刚开始受欺负,也就说一说、跳一跳(眼皮跳动几下),长期持续在邻居"血管"的欺负下,终于,憨厚老实的"面神经"爆发了,他不仅让眼皮跳动,还导致嘴角抽动,楼上的邻居终于发现这两家之间的矛盾,为了分开他们,不让他们的之间的关系进一步恶化,请来专业人员用 Teflon 垫片把他们两家分开,自此,"血管"不再欺负"面神经","面神经"不再生气,进而面肌痉挛的症状就缓解了。

5. 面肌痉挛有没有彻底治疗的办法?

对于比较明显且影响日常生活和工作的面肌痉挛,可以在医生的指导下,服用一些 B 族维生素,或者其他营养神经的药物,如甲钴胺、腺苷谷氨等。如果眼皮、口角抽动特别厉害,可以注射 A 型肉毒素,在一定时间内可以暂时缓解痉挛的症状,但起不到治疗面肌痉挛的作用,大剂量的肉毒素又会引起面瘫,所以说,面肌痉挛采用吃药、打肉毒素都不是长久之计。那有无长久之计呢?

一劳永逸的办法还是有的,既然面肌痉挛是因为血管压迫到了面神经,那么把血管拨开,用特殊材料隔离血管和神经就好了,这就是微血管减压术。此方法创伤小、痛苦少、不易复发,是根治面肌痉挛的最佳选择。

6. 什么样的患者适合手术呢?

手术前,需要患者做血常规、凝血四项、血糖检验和病变部位的核磁共振检查,主要是评估患者是否适合手术。血常规和凝血四项主要是检查患者的凝血功能,避免开刀后出血不止。血小板过少不适合立即手术。查血糖是为了避免血糖过高,影响创口的愈合,继而发生感染,特殊的核磁检查(3D-TOF-MRA)可以清晰地显示面神经和"肇事血管"的关系,指引医生精准找出面神经和"肇事血管",最大限度地避免遗漏,或者"伤及无辜"。

7. 手术治疗有效率如何,容易复发吗?

正因为有了充分的准备,85%的患者手术后面肌痉挛会立即消失,8%患者术后3个月以内逐渐消失,治愈率高达93%。也就是说,对于大多数人而言,手术是可以根治面肌痉挛的。手术切口在耳后发迹内(3~5厘米)处,只需剃除耳后头发即可手术,术后头发自然生长,很难看到手术切口。术后一般5~7天出院,可回归正常生活和工作。

8. 术后有什么注意事项?

手术后极少数人会出现并发症,比如术后1周到3个月,3%的患者可能出现迟发性面肌瘫痪,这属于恢复中的表现,1~3个月就会自然消失。个别患者术后短期内会出现耳鸣,大部分会自行恢复,无须特殊处理。注意休息,避免疲劳,减少酒精、咖啡因等的摄入,手术后的面部不能直吹空调、风扇,术后1个月内避免感冒,以免病毒侵犯面神经引起面神经炎,因此,健康的生活方式很重要。

(葛运利　仝其娅　郭　丹　王　琳　穆丽芬)

八、神经免疫性疾病

感冒、发热是我们平时再常见不过的病了，轻者喝喝水，休息休息症状就会缓解，稍重一点的去药店买一些"板蓝根、莲花清瘟、感康……"这些我们平时耳熟能详的药物服过以后可能也就好的差不多了，实在不行输几天液，病程一到也就自愈了。可是，您知道吗？同样是得了一场感冒，有些人却没有那么幸运，紧随其后的是一场离奇的对称的四肢麻木和瘫痪，进展迅速，凶险者还会有生命危险，这就是感冒后引起的一个少见的神经系统自身免疫性疾病——吉兰-巴雷综合征。早在 1859 年，Landry 在报告中指出"上升性瘫痪"为此病的临床表现，也就是说，这种肢体的麻木和瘫痪会从我们的下肢慢慢往身体上方走。1916 年，Guillain 等发现了腱反射消失和脑脊液蛋白-细胞分离为此病的核心临床特征，"吉兰-巴雷综合征"就由此而得名，又名"格林-巴利综合征"。

除了感冒，普通的腹泻后也会引发此病，1982 年，Rhodes 等报告腹泻的元凶空肠弯曲菌感染引发了吉兰-巴雷综合征，从此推开了人类探索吉兰-巴雷综合征病因与发病机制新世界的大门。

1.当"感冒"遇上了吉兰-巴雷？

吉兰-巴雷综合征

首先，我们一起来看一下王先生的故事。52 岁的王先生身体向来很好，然而去年 12 月份开始，他开始反复出现感冒、发热，也没太当回事。今年 3 月份，出差回来后又是感冒又是腹泻，吃药缓解 1 周后，突然出现双下肢对称性乏力。王先生纳闷，以为是近期太疲倦了，就在家休息了 2 天。不料，双手指、胳膊、手臂也开始麻木，一看情况比较严重，赶紧来到医院就诊。原来，王先生患的是"吉兰-巴雷综合征"，如不及时住院住院治疗，很可能会出现呼吸道麻痹，甚至窒息死亡。经过对症治疗，王先生的症状明显好转。

其实，每当生病的时候，人体的免疫系统就如同一支训练有素的部队，整装待发，与外来的感染源如细菌、病毒等敌人进行一场激战。同时，人体会产生各种抗体，作为武器消灭敌人，但当这些武器误伤了自己时，就导致了自身免疫性疾病的发生，如吉兰-巴雷综合征。而导致吉兰-巴雷综合征最常见的抗体就是抗神经节苷脂抗体，它错误地将周围神经的某些成分当成敌人，进行攻击后便出现相应的症状。周围神经通常为除大脑和脊髓以外的第3～12对的颅神经、运动神经、感觉神经、自主神经,它们如同一根根粗细不等的电线,而髓鞘就像电线皮,轴索就像里面的铜丝。有的抗体攻击了髓鞘,有的抗体攻击了轴索,于是导致了各种各样的症状。比如,运动神经受损导致的进行性肢体无力,眼睛或面部运动困难,呼吸肌麻痹会导致呼吸困难。感觉神经损伤导致了肢体麻木和刺痛,自主神经损伤导致了血压升高或降低,心跳加速,难以控制的排尿或排便等。如果遇到这种情况,患者需要立即前往医院就诊,神经科医生会进行全面系统的神经系统查体,发现肢体腱反射减低甚至消失等异常体征时腰椎穿刺也是必不可少的,脑脊液检查结果常常是蛋白升高,而白细胞计数一般在正常范围,这就是我们常说的蛋白-细胞分离现象。血清学抗神节经节苷脂抗体如果是阳性,那就可以确诊了;如果是阴性,也不能排除。肌电图也是需要补充检查的,比如神经传导速度减慢,潜伏期延长,波幅降低,异常波形离散等,这些发现均可支持吉兰-巴雷综合征的诊断。通过以上检查,诊断明确后,医生便可以对症治疗了。同时,我们也知道了,不是所有的感冒、发热后都会得吉兰-巴雷综合征,您不必过于担心。

2. 吉兰-巴雷综合征行血浆置换术是怎么回事呢?

治疗吉兰-巴雷综合征,我们就必须说一说医生的尚方宝剑——血浆置换(PE)了。血浆置换可以通过迅速有效地清除疾病相关因子、降低血浆中炎性介质等发挥治疗作用。血浆置换的方法有两种:①通过血浆分离器将患者血浆分离,分离出的血浆经过免疫吸附柱将对身体有害抗体吸附,剩余血浆回输患者体内,同时补充白蛋白或代血浆,达到减轻病理损害、清除致病物质的目的。此种方法血浆损耗较小,对患者影响相对较少。②通过血浆分离器将患者血浆分离,剩余全血成分与正常血浆混合输入患者体内,每次血浆消耗量为2 000～3 000毫升。简单的讲,血浆置换就是将有害物质"拉"出来,好的物质补进去、留下来,这就是它的原理。

3. 如何预防,避免自己受到吉兰-巴雷综合征"青睐"呢?

吉兰-巴雷患者中约10%有神经功能损伤的后遗症,死亡率约5%,主要见于进展迅速的吉兰-巴雷综合征,常见于呼吸衰竭、感染、低血压、严重心律失常等并发症,非常的凶险。要想不受吉兰-巴雷的"青睐",平日要有意识地锻炼身体,尽量不去公共场所,加强营养,进食易消化食物,多食蔬菜水果。以提升身体素质,增强免疫力,从而防止感冒、腹泻的发生。如果不幸得了吉兰-巴雷综合征,也不必焦虑和过度担忧,我们已经了解了它的发病机制与症状,只要早识别,早诊断,大多数患者经过正规的治疗,神经功能在数周或数月内可恢复良好。出院后继续服药,定期复查。打好身体的根基,从而提高免疫力和抗病能力,以此抵挡来势汹汹的吉兰-巴雷综合征。

4. 危险的"战痘",你知道什么是面部危险三角区吗?

莉莉是某歌舞团的一名舞蹈演员,平日比较注重自己形象,十分喜欢化妆,把自己打扮得美美的。几天前,早上起床照镜子时发现自己鼻尖上长了个大脓点,莉莉顿时不高兴了。于是,她开始了"战痘"。终于,莉莉把这个脓点给抠破了……没想到,5天后,莉莉突发头痛,发热,难以忍受,最高体温达39.5 ℃,同时出现恶心、呕吐。过了2天,她又出现左眼红肿、视物模糊并逐渐加重,于是被紧急送到我院,诊断为"海绵窦感染"。

大家可能会疑惑,不就抠破个痘痘吗?怎么这么严重呢?其实是因为莉莉抠破的是危险三角区内的痘痘。面部危险三角区,通常指的是两侧口角至鼻根连线所形成的三角区域。这个部位血管丰富,皮肤、口腔、鼻、咽喉、眼等部位的感染都可以扩展到这里,而最重要的是这里有不少血管通向大脑,是公认的危险区域。而莉莉鼻尖的脓点正好长在这个区域,抠破之后,这里的细菌会随血液流向颅内,从而引起颅内的感染。所以,面部危险三角区的痘痘是不能随意抠破的。

5. 一个鼻尖部脓点被抠破后,是如何引起海绵窦感染的呢?

海绵窦感染

我们的面部发生炎症时,尤其是危险三角区域内有感染,易在面前静脉内形成血栓,影响正常静脉回流,并且逆流至眼上静脉,经眶上而通向颅内蝶鞍两侧的海绵窦。海绵窦是颅内一个富含小血管的腔隙,与双侧视神经、展神经、滑车神经、动眼神经、颈内动脉等均有密切的解剖关系。静脉瓣就像头面部血管和颅内之间的一道屏障,而面部(包括眼部及鼻部)静脉无静脉瓣,因而挤压三角区时,细菌会随面部血液流向海绵窦,引发颅内感染。从而出现高热、头痛、恶心、呕吐、颈部僵硬等脑膜刺激征和眼球固定、上眼睑下垂、瞳孔扩散、对光反射消失、视物模糊、眼球突出、结膜充血及水肿等颅神经感染症状。所以,一个小小的痘痘,不容忽视,您一定要管好自己,不要轻易挤破后引起严重的并发症而后悔不已。

6. 日常生活中,我们应如何护理面部危险三角区呢?

颜面部的"痘痘"也许很不美观,我们都有想要挤破的欲望,但是,您一定要克制住自己。"痘战"手法中最可怕的就是用手挤,这种手法轻则伤及皮肤,形成瘢痕或造成色素沉着,重则危及生命。因此,一定要警惕,切不可因小失大,注意保护好"危险三角区"。平日里,我们要注意面部卫生,纠正挖鼻孔、拔鼻毛等不良习惯。当鼻、唇、颊部发生疖肿时,保持局部清洁,疖肿通常可逐渐消散。疖肿增大,周围红肿或痛初起时,应局部外敷,对症处理。在面部"危险三角区"的疖、痈处理中，切忌搔抓，更不能挤压，严禁过早使用挑刺、切开等方法，可行酒精或碘伏消毒，严重者需及时就医，以免炎症扩散而引起严重的颅内感染。因此，三角区"战痘"不可取，您可要手下留情了。

7. 什么是腰椎穿刺术？已经做了核磁共振和 CT，还有必要做可怕的腰穿吗？

腰椎穿刺术（腰穿）是神经科常用的临床检查方法之一。在以上中枢神经感染与免疫疾病的治疗中，患者因病情需要，往往被医生建议进行腰穿，以便进一步明确诊断。有不少患者对腰穿有恐惧心理，以为腰穿会导致病人变傻、变呆、变瘫，更有甚者说会直接导致死亡。其实，这是一种误解。腰椎穿刺术临床上简称腰穿。现代医学提出精准医学的要求，我们根据脑脊液可以更清晰准确地检验出是哪种病原微生物引起的感染，对症用药，提高治愈率。因此，脑脊液检查是很有价值的。一般情况下，下面 5 种疾病都有必要通过腰穿进一步明确诊断：①中枢神经系统感染与免疫性疾病（包括化脓性脑膜炎、结核性脑膜炎、病毒性脑膜炎等各种类型的脑炎）；②脑血管疾病的诊断与鉴别诊断（包括脑出血、蛛网膜下腔出血等）；③肿瘤相关性疾病的诊断与治疗；④测定颅内压力和了解蛛网膜下隙是否阻塞；⑤椎管内给药。

进行腰穿之前，医生都会协助患者摆放一种特殊的体位，即患者弯腰侧卧位。患者脊柱靠近床沿，背部与床面垂直，头向前胸部屈曲，双手抱膝使其紧贴腹或由助手立于术者对面，用一只手搂住患者头部，另一只手搂住双下肢窝处并用力抱紧，使脊柱尽量后突以增加椎间隙宽度，便于进针。在成人第 2 腰椎水平以下已无脊髓，取而代之的是一个较宽大的脑脊液池，池内只有浮动的马尾神经。因此，腰穿通常取第 3～4 腰或 4～5 腰椎间隙进针，不会损伤脊髓，也不会留有后遗症。较为常见的不良反应是低颅压综合征，表现为头痛，站立位或行走时加重，平躺时缓解。因此，腰椎穿刺术后常规要求患者去枕平卧 4～6 小时。如果产生低颅压性头痛，患者应继续平卧并多饮开水，还可酌情静脉补液，多在 3 天内可缓解。腰穿虽然是一种有创操作，但神经科医生都会严格掌握禁忌证和适应证进行正规操作，是安全、可靠的。因此，患者不必谈腰穿色变，只要腰穿前与医生了解清楚腰穿的注意事项，不必过分担心。

（杨玉洁　郭　洁　吴明晶）

九、重症肌无力

刚走了一会儿就没力气了,上台阶感觉像登山一样,突然变得手无缚鸡之力……这到底是怎么了? 这可不是偷懒,本文带大家一起认识神经肌肉病。

神经肌肉病

1. 什么是神经肌肉病?

王阿姨,今年46岁,近2个月总是感觉双下肢无力,去了某医院,被诊断为肌肉疾病,是神经肌肉病的一种。

那么什么是神经肌肉病呢? 神经肌肉病包括神经-肌肉接头疾病、肌肉疾病和周围神经病。①神经-肌肉接头疾病指神经肌肉接头间传递功能障碍所引起的疾病,主要包括重症肌无力、肌无力综合征等。②肌肉疾病是指骨骼肌疾病,主要包括周期性瘫痪、多发性肌炎、进行性肌营养不良、强直性肌营养不良和线粒体肌病等。③周围神经病是指周围运动、感觉和自主神经的结构和功能障碍,主要包括吉兰-巴雷综合征、腓骨肌萎缩症等。据世界卫生组织最新数据显示,随着现代生活压力的增加、饮食不良、生活习惯紊乱以及环境与工业的污染增加,导致我国神经肌肉病发病率近年来呈逐年上升趋势。

是不是感觉神经肌肉病太复杂了,怎么才能知道自己得了神经肌肉病呢? 如果你有了以下这些表现,最好去医院请医生判断一下,是不是得了神经肌肉病:肌无力、肌肉萎缩、不耐受疲劳、肌肉肥大或假肥大、肌肉疼痛、肌肉强直、肌肉在静息状态下不自主地收缩、抽动等症状。

2. 什么是肌肉活检?

得了神经肌肉病的患者都需要做什么检查呢? 一般会做实验室生化检测、肌电图、肌肉活检及基因分析等检查,而肌肉活检是最重要的检查。肌肉活检是为了诊断或鉴别诊断神经肌肉疾病,取出身体某些部位黄豆粒大小的肌肉进行显微镜或电镜下检查,对于该取出哪个部位的肌肉,则由肌病的性质和病情发展程度所决定。肌肉活检是创伤性检查,但目前不能由其他检查所代替,包括基因检查在内的所有辅助检查也不能取代肌肉活检。

那什么样的患者需要做肌肉活检呢?

(1)有肌病表现(肌力弱、肌痉挛、易疲劳、强直放松困难)、肌酶明显升高、肌电图呈肌源性损害者。

（2）临床上难以区分的肌萎缩。

（3）系统性疾病，如线粒体病、血管炎、结节病或结缔组织病等。

一听说要做肌肉活检，患者往往会产生恐惧焦虑的心理，害怕手术过程中出现意外，尤其是女患者害怕留有伤疤影响美观。其实肌肉活检术只是一个小小的手术，手术切口的长度只有 2～3 厘米。手术前，医生会给你完善辅助检查，比如抽血检查血常规、凝血功能等，医生还会让你做肌电图、肌肉核磁。活检术后，我们要观察伤口部位覆盖的纱布有没有渗血，局部肢体温度正常不正常，皮肤颜色和感觉是不是跟平时不一样，有没有水肿等。一般无须用止痛药及抗生素，术后次日换药，后每隔 3 天换药、10～14 天拆线，术后如局部有水肿、皮肤发凉、发紫，要及时告知医生护士。下肢活检术后应避免患肢过度活动及长时间下垂，卧位时应将患肢适当抬高或放在胸前，并可主动进行患肢腕部及手指的活动，以促进血液循环，手术当天应选择在对侧上肢进行输液治疗，避免引起患肢肿胀不适。所以知道了这个过程，需要做肌肉活检的你就不要紧张、害怕了，你可以积极地表达自己的焦虑感受或疑问，听音乐放松心情，愉快地接受手术。

3.什么是重症肌无力？

马阿姨 54 岁了，最近 4 年间经常出现胸闷，看东西重影，近 2 个月又出现了双下肢无力的情况，遂到医院去就诊，被诊断为重症肌无力。

"重症肌无力"这个病名，乍一听还挺吓人的，以为是"严重的肌无力"的意思，吓到了不少人，其实并非如此。

带你认识重症肌无力

重症肌无力是由于神经-肌肉接头处传导障碍导致骨骼肌收缩无力，是一种少见的慢性自身免疫性疾病，多是由于机体产生了自身抗体，占领了神经肌肉接头负责传递信号的受体所致，也就是说患者体内免疫系统产生的抗体错误地攻击了自身的抗体，中断了神经肌肉之间的联络，导致肌肉没有办法正常收缩，引发该病。此病在各个年龄段均可发病，20～40 岁发病者女性多于男性，40～60 岁发病者以男性多见。

4.重症肌无力的症状有哪些？

重症肌无力危象

重症肌无力的主要表现就是骨骼肌无力和易疲劳。这种无力呈波动性，"晨轻暮重"，最常见于眼睑下垂的患者，早上起来眼睛睁得大，或者几乎正常，到了下午、晚上，眼睛越来越小。另外，劳累后加重，休息后减轻，比如睁大眼睛向上看，看一会儿，眼睛就越来越小了，闭上眼睛休息一会儿，眼睛又睁大了。另外，交替性眼睑下垂也是一大特征，例如有的患者先是一侧眼睑下垂，未经治疗过些日子自行缓解了，一段时间以后再次出现同侧眼或对侧眼眼睑下垂。严重者出现视物成双,眼球活动障碍。

虽然几乎全身的骨骼肌都可受累,但并非所有的重症肌无力都是重症。除了眼睛睁不开、视物重影,有的患者还会出现面部肌肉和口咽肌无力,鼓腮漏气、表情淡漠、话说多了就大舌头了,刚开始吃饭还正常,吃一会儿就嚼不动食物了、说话带鼻音,甚至出现吞咽困难、咳嗽无力;有的颈部肌肉受累而抬不起头;还有的是四肢无力,抬臂、梳头、上楼梯、洗衣、做饭、走路等日常生活受影响;最严重的还会出现呼吸困难,危及生命,以致需要使用呼吸机辅助呼吸,这种情况称为"肌无力危象",是名副其实的"重症"肌无力。

肌无力危象是一种危及生命的急症,因呼吸肌受累导致咳嗽无力甚至呼吸困难,此时应立即送往医院紧急抢救,提供呼吸机辅助呼吸。上呼吸道感染、精神紧张、手术、全身疾病等都可以诱发重症肌无力。

5. 重症肌无力如何治疗?

患者被医生诊断为重症肌无力后心里会特别恐慌,最想知道的答案就是这病有办法治吗,怎么治疗呢? 值得庆幸的是,重症肌无力可以通过药物和(或)手术治疗,让症状得到控制。

(1)药物治疗:胆碱酯酶抑制剂、肾上腺皮质激素、免疫抑制剂、血浆置换和静脉注射免疫球蛋白。

(2)胸腺切除术:主要用于伴有胸腺肿瘤、胸腺增生、药物治疗困难者,帮助免疫系统恢复平衡,从而减轻症状,减少用药剂量,一些患者甚至能得到临床治愈。

经过治疗,大多数患者都能明显改善肌无力症状,过上正常人的生活。但有时严重的重症肌无力可导致呼吸衰竭,需进行紧急抢救。

6. 重症肌无力患者日常生活应该注意什么?

民以食为天,吃饭是个大事情。我们在饮食上有什么注意事项呢? 患者应进食高蛋白、高维生素、高热量、高钾、高钙饮食,以补充营养,减少糖皮质激素治疗的副作用。咀嚼无力或吞咽困难者,以软食、半流质、糊状物或流质等为宜,并在药物生效后小口缓慢进食,呛咳明显不能缓解者给予鼻饲流质,以免发生窒息或误吸。给予患者充足的进食时间,不要催促和打扰患者进食。

除了吃饭,我们还需要注意什么呢? 平时注意保证足够的睡眠,生活要有规律,避免劳累,应注意午休,平时可散散步、打太极拳等,症状明显妨碍日常生活时,要注意预防跌倒,发生危象时应绝对卧床休息。根据天气增减衣服,预防受凉感冒,育龄妇女应避孕。另外,患者在进行日常活动时经常容易没力气,有条件的话最好使用电动牙刷、电动开瓶器和其他电动工具进行辅助。

最后,良好的心态也是至关重要的。患者要保持乐观的情绪,学会让自己放松,压力太大会让病情恶化。遇到困难应及时向家人和朋友求助。

7. 重症肌无力患者怎么用药?

在用药上,重症肌无力患者需要注意什么呢? 重症肌无力患者要严格遵照医嘱服用新斯的明或激素等药物,不能随便停药或减量,在早饭前服用激素,效果最好。抗胆碱酯酶药必须按时服用,吞咽困难者应在餐前 30 分钟口服。常用的溴化新斯的明、吡啶斯的明等,应该从小剂量开始,用药间隔时间尽可能延长,如果剂量不足,则需要按照医嘱缓慢加量,如若发生副反应如呕吐、腹痛等,应及时就医。

8. 重症肌无力患者需要做好哪些安全防护?

重症肌无力的患者容易出现肢体无力,所以极易出现跌倒的情况,最重要的是要预防跌倒的发生。患者本身尽量穿防滑平底鞋;在浴缸和台阶旁安装扶手或栏杆;保持地板清洁,把松动的地毯都撤走;屋外道路上的落叶、积雪等碎片也要及时清理,预防跌倒。有些重症肌无力患者还会出现视物重影的情况,视物重影也称复视,用两只眼睛一起看,一个东西看成两个,若遮住一只眼睛则看到的是一个,是一种错觉,是重症肌无力这种疾病本身导致的。发生这种情况后,患者应该尽量减少外出,以免发生意外,可以在看书、写字或看电视时佩戴单眼眼罩,两只眼轮换着戴,这样能减少视力疲劳。患者发生重症肌无力危象时要及时拨打急救电话120。

（王　培　李伟丽）

十、眩晕与平衡障碍

眩晕在生活中是一个特别常见的症状,当天旋地转的感觉突然袭来,很多人都会感到天昏地暗,站立不稳,认为是自己的"脑袋、心脏、颈椎"出了问题。其实,很多眩晕是由耳朵的疾病引起的。原来,我们的耳朵除了是听觉的重要器官外,也是身体的一个平衡器官。若内耳协助平衡的器官出现毛病,那就会出现眩晕了。那么,有哪些眩晕是由耳朵疾病引起的呢?生活中比较常见的就是耳石症和梅尼埃病。让我们一起揭开它们神秘的面纱吧!

(一)耳石症

耳石症

1."耳石症"是什么?

耳石症又称"良性阵发性位置性眩晕",是一种常见的疾病。主要表现为眩晕。患者会突然感觉"天旋地转",常常不敢睁眼,还常伴恶心呕吐、心慌憋气、怕光怕声不敢动,严重时出现面色蜡黄、大汗淋漓,这种眩晕发作和头的位置有关系。一动头就晕,一转脖子就晕,这种"转"的感觉一般时间很短,持续一分钟左右,每天这种眩晕发作一阵阵的,常发生在起床和躺下时,也可以发生在抬头和低头时。

我们的耳朵里怎么会有石头呢?耳石是我们内耳的正常结构,是负责平衡的"小石头"。因为,它的化学成分是碳酸钙,并且它的位置在内耳,所以我们叫它"耳石",并非耳道内的"耳屎"(图 4)。耳石来源于我们内耳,而耳屎是在我们的外耳道内,两者其实相隔十万八千里。耳石是控制人身体平衡的重要器官。正常的耳石在 3 个半规管中,我们生活的空间也是三维空

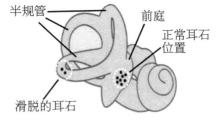

图 4 耳石结构图

间,在我们头部的移动下,耳石在球囊椭圆囊中,3 个半规管就相当于三维,刺激 3 个半规管,使我们大脑感到了平衡,大脑就可以控制身体平衡。这就是耳朵里的秘密。

2. 耳石症是怎样形成的呢？

耳石像个调皮的孩子，它有自己的位置，就像小学生上课期间应该待在教室里。但它偷偷从教室里跑出来了，跑到走廊里却迷路了，不能原路返回。于是，它就害怕了，在走廊里乱跑，它的主人就表现为眩晕发作。这个耳石的乱跑会引起人眼睛有规律的震动，叫"眼震"。根据眼震情况，医生把乱动的"耳石"复位，就像把迷路的孩子送回家一样，这样就能手到病除！

3. 怎样才能把"耳石"复位，把耳石这个"迷路的孩子"送回家呢？

我们要想把"耳石"这个迷路的孩子送回家，就需要"耳石复位法"这辆车。回家之路需要经过 5 个路口，第 1 个路口，您需要从起始坐位改变为平卧位。走到第 2 个路口时，您需要头伸出做悬垂位，向患侧转头 45°。第 3 个路口，可以把头转回中线位，头向健侧转 45°。第 4 个路口，就要身体转动至健侧卧位同时头向下转与水平面呈 45°。最后，在第 5 个路口，您要保持此头位回到坐位，含胸低头 30°。一路过关斩将，把迷路的孩子送到家，自然也就不晕了。

4. 耳石复位后应该注意什么呢？

由于复位治疗时耳石移位，有的患者当时没什么反应，随后却会出现较为剧烈的眩晕反应，个别患者还可能会呕吐。所以，静坐半小时有助于避免复位成功的耳石从椭圆囊重新返回致病的区域。

同时，应注意 1 周内避免美发及行牙科检查。美发及牙科操作会要求头部持续保持于特殊的位置，容易导致耳石再次脱落。复位治疗后要保证睡眠、多休息、清淡饮食、忌烟酒。医生根据复查情况可以确定是否耳石已经完全复位。尤其是仍有短暂头晕感觉的朋友更是应该尽早复诊，这种情况往往是还有少量的耳石碎屑藏在少见的地方，需要再次复位来避免症状的反复发作。

5. 耳石复位后应如何锻炼？

复位后应尽早开始下床走路，锻炼分三步走。

（1）初级阶段：能走即可。耳石复位后要尽早下床先走起来，只要能走即可，必要时可在家人或者登山杖的帮助下行走，走多久以自己能够耐受为度。如果走的好，可升级进入下面的中级阶段。

（2）中级阶段：双足一条线。前后脚在一条线上，不是后脚尖紧顶着前脚跟,是双脚有一段距离。如果走的稳,可升级进入下面的高级阶段。

(3)高级阶段:眼睛左右看。在中级阶段的基础上,迈左脚扭头看左前方的地面,迈右脚扭头看右前方的地面。

复位治疗后半个月内避免剧烈运动。尤其是低头、摇头、跳跃等运动容易导致耳石再次脱落。为避免复位后的耳石再次出来,建议复位治疗3天内抬高床头45°(可以多铺一床被子,设置45°的斜坡,注意不要单纯垫高枕头)。睡觉时轻轻向后躺下,左右翻身也应该轻柔。

其实,耳石症是一种"好"病,不仅仅因为容易治疗,还因为有一定的自限性。身体发出这种警报时是提醒你身体超负荷了,提醒你不要过度劳累,不要生气,不要熬夜,要戒烟戒酒。看,其实它是给您敲警钟呢!

(二)梅尼埃病

梅尼埃病,以前又叫"美尼尔综合征",主要表现为眩晕、听力下降、耳鸣和耳闷胀感等。它是一种原因不明的以膜迷路积水为主要特征的内耳疾病。那么什么是膜迷路呢? 它在哪里? 为什么会积水? 梅尼埃病能治好吗? 下面我们就来一一了解。

1.什么是膜迷路? 它在哪里?

迷路就是我们的内耳,它位于颞骨岩部内,由复杂的管道组成,分为骨迷路和膜迷路,含有听觉与位置觉2个重要的感受装置。里面像蜗牛一样的结构就是内耳。蜗牛的壳就是骨迷路,里面的肉就是膜迷路。

膜迷路的主要功能是感受人体的平衡,接受直线加速度运动的刺激,由此引起位置感觉、反射性地产生眼球运动及体位调节运动等,维持人体静平衡。如果内耳代谢不平衡,产生的内淋巴液不能及时排出,膜迷路就会积水,从而引起眩晕、听力下降、耳鸣等症状。

梅尼埃病

2.为什么会发生梅尼埃病呢?

如果内耳局部内淋巴管阻塞、内淋巴液吸收障碍,可导致膜迷路积水;免疫反应造成复合物沉积,吸收功能障碍,也可导致积水;内耳缺血、内耳小血管痉挛也可导致微循环障碍,造成积水,引发梅尼埃病。

3.梅尼埃病都有哪些症状?

梅尼埃病患者可有发作性眩晕、听力下降、耳鸣、耳闷胀感等症状。

(1)发作性眩晕:这种眩晕一般是突然发作,令人感觉天旋地转。患者会感觉周围所有物体都在转动,就算闭着眼睛,你也会感到自己在转动。有时眩晕发作,会让人突然倒地,而且只要头晃动,眩晕就会加重。同时伴有恶心、呕吐、面色苍白等症状。持续时间 15～20 分钟,但是并没有意识丧失。

(2)听力下降:早期患者会对低沉的声音听力下降,比如鼓声、风声等。晚期则会对高而尖的声音听力下降,比如蝉鸣音、警报音。举个例子,家里水壶烧水,水开时发出的尖细高声,晚期梅尼埃病患者听力下降,就会比其他人后听到此声音,或者水壶的声音很大时,他才能听到。

(3)耳鸣:耳鸣初为持续性低音调吹风声或流水声,后转为高音调蝉鸣声、哨声或汽笛声。

(4)耳闷胀感:在梅尼埃的发作期,患者会感觉患侧的耳朵仿佛被什么东西堵住了,闷胀并有一种压迫感。

4. 梅尼埃病能治好吗?

梅尼埃病处在一、二期的,如果早期治疗,部分患者可以治愈。如果是三、四期(最低听力>40 分贝,正常讲话都听不到者),治疗则可以防止其复发,并防止听力继续下降。梅尼埃病最可怕的后果是听力下降。并且此类听力下降的趋势是越来越严重,无法恢复到正常水平。原因是膜迷路的积水时间过长,尤其是膜迷路反复破裂,或者长期不能治愈时,内耳负责听觉的毛细胞就会变性,从而导致不可逆的听力下降。

5. 梅尼埃病患者日常应该注意什么?

梅尼埃病在发作期,应绝对卧床休息,注意防止坠床。保持室内安静,光线宜暗;发作期不可单独外出,防止意外发生。症状缓解后,应尽早下床活动,并逐渐增加活动量,但避免重体力活动。宜进食高蛋白、低盐、低脂、高维生素食物,多食蔬菜、水果,忌油腻食物,不喝浓茶、咖啡,戒除烟酒;保持愉快心情,保证充足睡眠及休息。规律的睡眠和均衡的饮食可以有效减少梅尼埃病的发作。久病、频繁发作、伴神经衰弱的患者也不要有思想负担,注意保持情绪稳定,不急躁、不思虑过度,这样可以相对避免内耳血管因紧张而引起的缺血。

总之,要养成健康的生活习惯和行为方式,注意心理调适,保持愉快心情,可以有效防止梅尼埃病发作。如果出现梅尼埃病,一定要及时就诊,尽早治疗。丧失听力,追悔莫及!

6. 怎样进行内耳前庭功能训练?

大多数眩晕和失衡症状与内耳疾病有关,如果眩晕症状持续时间较长,大脑则会对平衡和视觉输入信息进行适应性的调整,引起较长期的问题如走路不稳、头晕不适等,这种情况比较适合做前庭康复训练,来达到平衡功能的提高,满足日常生活需求。

内耳前庭功能康复训练操:

第一节:左右转头。

第二节:左右侧头。

第三节:顺时针及逆时针摇头。

第四节:左右单侧耳。

第五节:顺时针及逆时针转圈。

第六节:左右弓步伸头。

第七节:左右摇摆。

第八节:原地跳。

每天训练 5～15 分钟,每日重复 3 次,逐渐增加难度。可改善前庭功能,逐渐恢复人体平衡。

(三)平衡障碍

1. 乘船、乘车时为什么会头晕呢?

我们所说的晕车、晕船医学上称为运动病或晕动病,是指汽车、轮船等交通工具在运行中产生的颠簸、摇摆或旋转等加速运动,刺激人体的前庭神经而导致眩晕的疾病。其发生与交通工具在运动时所产生的任何形式的加速运动刺激人体的前庭神经有关,从而产生一系列的"前庭-自主神经"功能障碍症状。加速运动是引起本病发作的主要原因。此外,情绪紧张、焦虑、身体虚弱、过度疲劳、饥饿或过饱、环境对感觉器官的不良刺激(例如汽油的气味、噪声、空气污浊、闷热等)也会导致晕船、晕车。

椎-基底
动脉脑供
血不足

2. 晕船、晕车应该如何护理?

我们日常生活中外出旅游时身边的朋友有晕船、晕车症状,尤其是高龄老人,除了与"前庭-自主神经"功能障碍有关,还有部分是由于大脑供血不足导致。遇到这种情况我们该如何处理呢? 首先,平时要注意锻炼身体,增强体质。其次,可经多次乘车、乘船提高前庭适应能力。坐车、乘船应选择通风良好、安静的位置闭目养神或静卧休息。最后,必要时服用抗晕药可帮助降低紧张,缓解头晕的症状。

3. 眩晕的急救方法有哪些?

(1) 当感到不舒服、心慌、出冷汗等自觉症状时,不管在什么地方,要立即坐下或卧倒,低头弯腰。这样即使发生晕厥,也不会碰伤头部。

(2) 眩晕发作时,立即卧床安静休息,松开患者的衣服纽扣、腰带。

(3) 不要摇动患者的头部,以免眩晕加重。

（4）严重者拨打紧急电话求助。

（5）发作间歇期不宜单独外出，以防事故。

（6）发作时应卧床休息，室内宜安静，空气要通畅，光线尽量暗些。避免刺激性食物及烟酒，饮食宜少盐。

4. 避免眩晕发生，应该怎么做？

眩晕发作严重时应尽量卧床休息，在上下床时应缓慢移动，使平衡系统逐渐适应。如果头晕症状持续（尤其达 1 个月以上者），应当保持适量运动。因为长时期不活动，会引起平衡系统失调，因此不可长时间躺着不动，运动与活动应根据病情轻重和病程长短选择适当方式。入厕、沐浴或外出时应有人陪伴。保证周围环境中没有障碍物，注意地面要防滑，以防跌倒。平时应注意以下方面。

（1）保持安静环境和充足的睡眠；放松心情，有意识地调节生活节律，避免过度用脑和精神紧张；避免急性损伤，如避免抬重物、不要紧急刹车等。

（2）保证清淡饮食，应低盐、低脂、低糖饮食，多食高维生素的营养食物，不宜摄入浓茶、咖啡、辣椒、烟、酒等。

（3）保持环境安静，避免大声喧哗，以免诱发和加重眩晕，保证睡眠。

（4）养成良好生活习惯，早睡早起，不熬夜，适当运动锻炼身体。睡觉时枕头不宜过高、过硬。避免突然改变体位，改变体位时动作宜迟缓，尤其转动头部时更应缓慢进行。

5. 早晨起床应该如何避免头晕？

（1）清醒后不着急起床，先平卧静躺 5～10 分钟，做几次深呼吸、打哈欠、伸懒腰、缓缓活动四肢等，使刚从睡梦中醒来的身体状况逐渐适应白天活动的需要。

（2）接下来缓慢坐起，从容不迫地穿上衣服，伸几次懒腰再下床。需要测量血压者此时可以进行测量。

（3）下床后进行洗漱，喝一杯温开水，等身体恢复正常状态后，再进行晨练或其他活动。

6. 起床做好 3 个"30 秒"，你会吗？

第一步，早晨醒来后先在床上躺 30 秒，您可以盯着天花板，或者闭目养神。

第二步，缓慢坐起来，在床上坐 30 秒。

第三步，坐在床边上，将两条腿垂到床沿下再坐 30 秒。

经过这 3 个半分钟，仅仅 1 分钟半，就可以减少很多不必要的高血压并发症和心脑血管疾病的发生。

7. 最容易摔倒的 7 个时刻，万一摔倒如何将伤害降至最低？

摔倒，在年轻人眼里可能只是"站起来拍拍灰"的事，可对于老年人来说，它不亚于心脏病、脑卒中发作。生活中，老人最容易摔倒的 7 个时刻分别是"着急接电话时、起夜时、洗澡时、等车时、乘扶梯时、服药后半小时、冬季外出时"。

一次摔倒就可能让老人的健康水平在短时间内急转直下。据世界卫生组织发布的报告：全球每年有 30 多万人死于跌倒，其中 60 岁以上的人超过一半。万一摔倒，如何自我保护，将伤害降到最低？

老年人，一旦因骨折需要长期卧床，将严重影响生活质量。跌倒后比较常发生的骨折，一是臀部着地导致的股骨头骨折、腰椎压缩性骨折，二是用手撑地导致的手臂骨折。

如果跌倒时坐到地上，支撑点落在臀部，容易导致腰椎压缩性骨折。如果摔倒的时候，用手撑地，往往损伤的是腕关节，导致尺骨远端或桡骨远端骨折。如果不幸摔倒，要保持镇定，感到疼痛或受伤时不要随意移动，可大声呼救或者猛拍地面、墙壁，以引人注意，寻求帮助。家属或陪护者发现老人摔倒时，要边安抚边询问伤情，如果有外伤出血，应立即止血包扎并护送老人到医院做进一步处理。

此外，如果摔倒后老人出现剧烈头痛或口眼歪斜、言语不利、手脚无力等症状，可能与中风有关，此时扶起老人可能会加重脑出血或脑缺血，家属应立即拨打 120 急救电话。

（杨玉洁　吴明晶　郭　洁）

十一、睡眠障碍

1. 为什么每个人都需要睡眠?

大脑是一个比较封闭的系统,没有淋巴系统。人类大脑的一天活动会产生很多垃圾,这个垃圾需要人体在睡眠的情况下,才能调节出去。人要睡觉是一种生理反应,是大脑神经活动的一部分,是大脑皮质内神经细胞持续兴奋之后产生了抑制的结果。当抑制作用在大脑皮质内占优势的时候,人就会睡觉。人们在生活中有工作、有休息,在神经活动中有兴奋、有抑制。抑制是为了保护神经细胞,以便让它重新兴奋,让人们继续工作。呵欠是提醒我们睡眠不足的第一个标志。如果 18 个小时没有入睡,人类的反应时间将从 0.25 秒变为 0.5 秒并继续变长。而普通人将开始体验阵发性昏睡,不管在任何地方,大约持续 2 到 20 秒,之后你会发现需要重新读一遍刚才读过的东西。你的眼皮变得越来越重,到了 20 个小时,你将开始打盹。所以人类有 1/3 的时间需要睡眠。睡眠是人的生理需要,是机体复原和整合的重要环节,是健康不可缺少的组成部分。睡眠有助于使大脑保存人类在清醒时接受的一切信息。睡眠是为了恢复能量。

2. 什么是失眠症?

失眠

舒适的被窝,适宜的温度,是时候进入非快速眼动睡眠了,可迟迟进入不了,这就是入睡困难;顺利启动了睡眠的,睡眠老是被中断,睡眠状态持续不了,这就是易醒;行了还能再接着睡,那也是好的,怕的是别人要睡 3~5 个循环,而你睡了 2 个循环就中断了,又无法再次启动,那就是早醒;睡了 8 个小时,就像没睡一样,这又是为什么呢? 这就是非快速眼动睡眠和快速眼动睡眠的比例出现了问题,举个例子:8 个小时的睡眠里,有 6 个小时的非快速眼动睡眠和 2 个小时的快速眼动睡眠,可你的快速眼动睡眠只有半个小时,甚至没有。快速眼动睡眠是用来恢复精力的,时间不够,你怎么睡也是没有精神的,这就是失眠症。

3. 失眠的主要原因有哪些?

是什么让你夜里清醒? 思索很深的问题,担心未完成的工作、即将到来的考试,生活和工作中压力过大等精神压力、没有养成规律的睡眠习惯。失眠是世界上最常见的睡眠障碍。几乎任何事物都能造成夜间偶尔的焦躁，比如说打呼噜的伙伴、身体上的痛苦、时差等，都可能打乱你的生理时钟，破坏你的睡眠时间表。每个人的身体里都有一个睡眠指挥中心，就是我们的大脑。大脑是人体内最大的电能发生器，也是一个比较复杂的系统，里面有很多传导递质，通过被称为神经递质的脑化学物质将电流输送到全身，传导递质担当着"信使"的作用，然后将能量和信号传递给你的细胞、腺体和器官。很多疾病、精神因素、心理因素、环境因素、基因因素等会或多或少地影响大脑和递质，所以会出现睡眠的问题。

4. 如何治疗失眠？

据我们所知，治疗失眠最好的方式之一，就是管理好造成过度警觉的压力，好的睡眠习惯能让你和上床时间重新建立关系，要确保你的卧室是黑暗且舒适的，避免睡前饮酒、茶、咖啡等；睡前少饮水；不在床上看电视，听收音机，阅读等。这样能把过度警觉的"威胁"减到最低。你的床只能用来睡觉，如果你睡不着，你需要只在有睡意时才上床；如果待在床上 15~20 分钟还未入睡，应离开卧室，等到有睡意时再上床；早晨定时起床；白天不午睡；睡前采取放松训练（减少觉醒），如洗个热水澡、静坐一会儿、自我按摩、腹式呼吸等。除了这些做法，你还可以寻求医生通过药物来帮助睡眠。

5. 为什么打呼噜的人不会吵醒自己？

你是不是特别怕和会打呼噜的人住一个房间？每当在半夜被打呼声吵醒时，要么想了断自己，要么想了断别人。第二天一定会出现这样的神奇对话：

"你知道你昨晚打呼噜了吗？"

"真的吗？我从来不打的啊！"

"真的，你打呼噜了！"

比这对话更神奇的是：他们打呼噜声音那么大，全世界都清醒了，却不会把他们自己吵醒！

打鼾(hān)俗称打呼噜，有调查显示：超过七成人几乎每晚都会打呼噜。

"呼——哧——"

"哈——嘘——"

"哒哒哒哒——哒哒哒"

不同的鼾声，情况还不一样，调整个姿势，稍稍动一下就没鼾声了，这就属于单纯鼾症。这种打鼾不影响睡眠质量，身体也不受影响。还有一种情况，就需要特别注意了，那就是，睡多久都不够，白天犯困，精神状态还特别差，这可能是患上了睡眠呼吸暂停综合征。如果发展到这一阶段，就代表很严重了,赶快去医院吧!

的确,大部分人睡觉打呼噜时,并不会把自己吵醒。因为打呼噜往往发生在睡眠的深度阶段,而在这个阶段人是最不容易被吵醒的;另外,你打呼噜时,你的大脑其实知道自己的肌肉在打呼噜,所以不会吵醒自己。就比如别人挠你的痒,一挠就痒,但你给自己挠痒,就很难觉得痒。

6. 打呼噜也是病?

提到打呼噜,大家都不陌生,这是在我们生活中非常常见的事情。如果说打呼噜也是病,大多数人肯定不会同意:"打呼噜很常见啊。""我打呼噜这么多年,我没感觉出过什么毛病啊。"事实上,打呼噜不仅是病,还是影响我们身体健康的很严重的疾病。为什么说打呼噜是病呢? 这得先从打呼噜的原因说起。

阻塞性睡眠呼吸暂停低通气综合征

我们人体每天从外界吸入氧气,并把二氧化碳排出体外。在这个过程中,空气由鼻子和(或)嘴巴,进入鼻腔和(或)口腔,向后到达咽部,再转向下行,经喉、气管、支气管,到达肺部。空气在肺部经气体交换后,废气原路返回,排出体外。一般来说,这条通道是随时保持畅通的。但在夜间,由于各种原因,如喉部肌肉松弛、体位改变时舌根后坠、气道塌陷等,咽部等部位的气道会变窄。此时,当气流通过狭窄部位时,产生涡流并引起振动,从而出现鼾声。

通常,轻微的打呼噜不会影响人体睡眠时的呼吸。但是,当人体同时有肥胖、下颌后缩、咽腔狭窄、舌体肥大、扁桃体肥大、悬雍垂过大、鼻中隔偏曲、鼻息肉等情况时,夜间气道狭窄就会加重,甚至堵塞。当出现这种情况每次超过 10 秒时,就会出现缺氧。而人体自身为了保证呼吸,会加大呼吸的力度,使气流冲开阻塞。这时的鼾声比一般的鼾声音更响亮、更不规则,并且时而间断。如果这种间断缺氧的现象每晚超过 5 次/小时,就会进一步出现全身各系统、各器官的病理生理改变。我们把这种现象称为"阻塞性睡眠呼吸暂停综合征"。值得一提的是,严重的睡眠呼吸暂停综合征会导致急性呼吸窘迫和心脑血管意外,会引起严重的心律失常,还会引起急性心力衰竭,最终导致猝死。而夜间睡眠质量严重下降会使患者精神明显下降,甚至出现嗜睡症状,继而导致各种事故,严重威胁患者本人和他人的生命财产安全。2003 年,日本新干线列车一名驾驶员在列车行驶时速接近 300 公里的时候打瞌睡 8 分钟,幸好自动控制系统在列车行驶 26 公里之后启动,将列车安全停止,否则后果不堪设想。这起事故在以严谨而闻名的日本掀起了轩然大波。后来的调查证实,该司机正是患有睡眠呼吸暂停综合征! 无独有偶,2008 年一份解放军空军的报告显示,一名战斗机飞行员因为患睡眠呼吸暂停综合征,在短短 1 个月内 3 次出现返航时忘记放起落架的操作失误! 最终该飞行员被停飞,遗憾地告别了蓝天。所以打呼噜是一种病,应引起高度重视,早发现,早治疗。

7. 打呼噜的人应该如何调理才能减轻危害呢?

想要不打呼噜,需要做多方面的调整。有很多的方法,首先,要遵守作息时间,保证规律的睡眠,睡前不要从事刺激的活动。睡前的活动最好以柔缓的为主,不要让精神过于兴奋,因为这样神经无法在上床后立刻放松入睡,使得晚上无法安安稳稳的休息。其次,睡眠时尽量侧卧,仰卧或趴着睡更易使松弛的肌肉和软组织堵塞气道,加重夜间呼吸暂停;侧睡时松弛的肌肉会倾向一边,相对不易堵住气道,减轻病情。同时避免吸烟、饮酒和镇静药物:饮酒和镇静药物会让肌肉和软组织在睡眠时更加松弛,加重气道阻塞;吸烟会使肺功能下降,加重睡眠时缺氧现象,促进睡眠呼吸暂停综合征发展。肥胖者咽喉部周围和鼻腔内的软组织较肥厚,挤压上气道空间,夜间容易堵塞住气道。不少患者的睡眠呼吸暂停综合征是直接由肥胖引起的,体重超标者减肥能有效减小咽喉部周围和鼻腔内软组织的体积,改善通气,降低甚至消除打呼噜症状。最后,也是最重要的一点是,一定要到专业的睡眠呼吸诊疗机构就诊并接受专业的诊疗!

呼吸睡眠
监测

8. 关于多导呼吸睡眠监测,你了解多少?

多导呼吸睡眠监测是一项检查技术,可以明确诊断是否存在阻塞性睡眠呼吸暂停低通气综合征。阻塞性睡眠呼吸暂停低通气综合征是指睡眠时上气道塌陷阻塞引起的呼吸暂停和通气不足、伴有打鼾、睡眠结构紊乱,频繁发生血氧饱和度下降、白天嗜睡等病征。多导睡眠监测检查每夜7小时睡眠过程中呼吸暂停及低通气反复发作30次以上,或睡眠呼吸暂停和低通气指数≥5,则呼吸暂停以阻塞性为主。下面这些人应该睡眠监测:习惯性/干扰性打鼾;睡眠期间呼吸停止或有窒息感;原因不明的白天嗜睡/缺乏熟睡感;原因不明的睡眠期心律失常;原因不明的睡眠期血氧饱和度降低,肥胖/颈围>43.2厘米;40岁以上男性;闭经后女性;甲状腺功能减退;脑血管疾病;神经肌肉疾病;五官科疾病;原发性高血压、肺心病(原因不明)、红细胞增多症(原因不明)、起床时头痛、性功能减退、记忆减退、认知能力低下、夜尿增多(原因不明)等。

那么做这项检查有哪些注意事项呢?检查当天中午起勿饮用含咖啡因的饮料如茶、咖啡、可可及可乐等。检查前勿饮酒,勿使用睡眠药物,除非这些已成为你每日的习惯。长期进行某种药物治疗者可事先向自己的医师咨询哪些药物不能停服。如果检查前饮用了酒精饮料,应向技术员说明。检查当天不要小睡,除非这已成为你的习惯。自带一件宽松的睡衣及睡裤,睡衣必须是可以前面解开的样式,便于检查。检查前请在家中冲浴,但请勿使用全身洗浴液,冲浴后勿使用美发,护发用品。男性患者检查前应剃须(有胸毛者,请一并剃净)。女性患者要求头发不要过肩。自带便盆或便壶。

总之,良好睡眠是人体健康的重要标志。养成良好的睡眠卫生习惯,是避免"睡眠障碍"的重要措施。一旦出现"睡眠障碍",一定要到正规医院的专科门诊就诊。多数"睡眠障碍"均可被治愈或得到有效控制。

(杨孟丽　叶松岩　孙　慧　周秋艳　刘振环　罗晓辉　李雅楠)

十二、神经外科疾病

当神经系统疾病需要通过手术手段进行治疗时,即为神经外科治疗的范畴,此类疾病主要有:人体神经系统如脑、脊髓和周围神经系统疾病,以及与之相关的附属机构如颅骨、头皮、脑血管、脑膜等结构的损伤、炎症、肿瘤、畸形和某些遗传代谢障碍或功能紊乱等疾病。这些疾病如何发生的?当这些疾病发生时,我们应该怎么做呢?下面我们就一起来了解一下这几个典型的神经外科疾病吧!

(一)垂体瘤

1. 什么是垂体? 它有什么功能?

大脑除了大家熟知的额叶、顶叶、枕叶、颞叶、岛叶外,还有一个神秘的机构,叫作垂体。垂体位于丘脑下部的腹侧,是一个卵圆形小体,成人垂体大小约 1 厘米×1.5 厘米×0.5 厘米,重 0.5~0.6 克,像一粒花生米,在妇女妊娠期可稍增大。这小小的像花生米大小的垂体能有多大作用呢?垂体虽小,功能却不容小觑,能分泌生长激素、泌乳素、促甲状腺激素、促肾上腺皮质激素、促性腺激素等多种激素,调控着人体的生长、发育、代谢等,可以说人体的各种生命活动大多数都离不开垂体的正常工作,它堪称人体内分泌的"司令部"。

2. 什么是垂体瘤? 临床表现有哪些?

带你认识
垂体瘤

"亚洲第一高人"张俊才,被诊断患有"垂体瘤",经手术治疗后身高不再增长,最终身高定格在 2.42 米。什么是垂体瘤呢?垂体瘤也称垂体腺瘤,顾名思义是指垂体上生长的肿瘤,是大脑鞍区常见肿瘤,约占颅内肿瘤的 15%,发病率仅次于胶质瘤和脑膜瘤。垂体瘤大部分是良性的,少数为恶性或侵袭性生长。垂体虽小,但由于它是人体内分泌的"司令部",临床表现多种多样,并不是所有的垂体瘤患者都是巨人症,有些病人仅仅出现头痛、视力障碍等,还有一些患者出现不同激素类型的内分泌紊乱症状,比如闭经、溢乳、不孕、库欣综合征、性功能下降等。

3. 垂体瘤患者为什么会出现视力下降呢？垂体瘤引起的视力下降可以恢复吗？

李先生最近视力下降特别明显，看东西模模糊糊，并且只能看见正前方物品，而看不到侧方的物品。来到眼科全面做了检查，并不是因为眼睛出问题了，而是得了"垂体瘤"。垂体瘤怎么会影响视力呢？我们双眼获取的视觉信息，经过视神经传递给大脑，大脑就收到了世间万物的美与丑。视神经在到达大脑皮层前，有一个交叉，称为"视交叉"。花生米大小的垂体就生长在这个交叉部位的下方。正常情况下，这个"花生米"与视神经交叉没有接触，但是"花生米"一旦发生病变，比如"花生米"逐渐胀大或者变硬，就可能压迫视神经，造成视神经萎缩，导致视神经传递信息受到干扰，引起视力减退甚至完全失明。如果病变的垂体对视神经压迫的时间比较短，通过手术及时解除压迫后，视力大多可以不同程度的恢复。如果压迫时间太长，导致不可逆转的视神经功能损害时，视力恢复效果不佳。

4. 青年女性突然闭经，是缘于垂体瘤吗？

青年女性每个月都会来"月经"，王女士连续 2 个月没有来"月经"，去医院检查竟然诊断为"垂体瘤"。垂体瘤不是脑子的疾病吗？跟月经有什么关系呢？原来垂体瘤有很多类型，其中泌乳素型垂体瘤不仅分泌大量泌乳素，刺激乳腺使乳腺分泌乳汁，还可以间接地抑制脑垂体分泌垂体促性腺激素。卵巢得不到垂体促性腺激素的刺激，卵泡就不能发育、成熟，当然也不可能发生排卵和分泌雌、孕激素。没有足够的雌、孕激素对子宫内膜的作用，子宫内膜就不可能有周期性的变化引起月经来潮，因而发生闭经。

5. 面容变丑、四肢肥大，竟然是垂体瘤在作怪？

小李回到家乡，和多年未见的儿时伙伴聚会时，大家窃窃私语，小李现在怎么变丑了？以前眉清目秀的小伙子变成高颧骨、大鼻子、厚嘴唇，他是生病了吗？生长激素型垂体瘤由于其分泌过多的生长激素，导致四肢、肌肉和内脏过度生长，在青少年期主要表现为巨人症，如"亚洲第一高人"张俊才。成人则主要表现为手脚变大、鞋号逐渐增大、头颅及面容宽大、颧骨高、鼻肥大、唇增厚、皮肤松弛、粗黑、毛发增多，并出现声音嘶哑、睡眠打鼾及睡眠呼吸暂停综合征。

6. 垂体瘤确诊需要做哪些检查？

王女士来到医院神经外科，向医生描述了她目前的症状，医生建议她做个头颅磁共振检查。王女士问："磁共振和 CT 检查有什么区别呢？为什么不首选 CT 检查呢？"垂体瘤患者术前诊断、术后评估首选磁共振检查,这是由于垂体周边都是骨质,磁共振检查分辨率高,检查受周边骨质影响较小。做 CT 容易产生伪影,且分辨率不高,因此 CT 检查常用于术后复查是否出血,或在鞍区有钙化的病变时做鉴别诊断。一旦磁共振确诊"垂体瘤",还需要抽血检验激素水平,确定肿瘤的类型。

7. 垂体瘤应该如何治疗呢？垂体瘤的手术方式有哪些呢？

一旦确诊"垂体瘤",必须手术治疗吗？手术是要把脑壳打开吗？垂体瘤的治疗方案包括手术切除、药物治疗和放射治疗。治疗方案的选择视肿瘤的性质、大小、周围组织受压及侵蚀情况、垂体功能、全身病情等具体情况而定。垂体瘤可以采用经鼻蝶入路和经额入路两种手术方式。其中"经鼻蝶入路神经内镜下垂体瘤切除术"是目前最主要的手术方式。神经内镜是现代科学技术带给我们神经外科医生的一双"慧眼"。医生用一根直径几毫米的内窥镜,经鼻腔直达病变部位,通过很小的切口即可切除垂体瘤。这种手术方式更准确、更精细,进一步减少手术创伤,甚至达到"踏雪无痕"。

8. 垂体瘤术后为什么会引起尿崩症？尿崩症有哪些危害呢？

王女士手术以后,每天都感到口渴、多饮、多尿。这和手术有关系吗？垂体作为人体内分泌的"司令部",具有储存和根据机体需要释放抗利尿激素的功能。正常情况下,机体通过抗利尿激素来调节尿量。若手术后垂体功能受到影响,引起抗利尿激素分泌不足,患者会在短时间内排出大量尿液引起尿崩症。患者发生尿崩症后,机体会丢失大量体液,导致患者水电解质平衡紊乱。正常情况下人体有电解质的缓冲池,就像走钢丝的时候拿的平衡棒,可以进行自我调节,一般不用担心失衡。但是大量丢失体液时,人体是没办法立即调整过来的,一旦电解质严重失衡可能导致血压降低、昏迷、循环衰竭甚至死亡。

(二)胶质瘤

1. 何谓胶质瘤,它是良性肿瘤还是恶性肿瘤？

49 岁的马老师,在课堂上口若悬河、幽默风趣,拿"相声表演"来形容马老师的课堂最恰当不过,但马老师最近遇到了大麻烦:以前偶尔才有的头痛,近半年逐渐频繁,最近,甚至出现了想说话却说不流畅的情况。马老师感觉事情不妙,立即去医院进行体检,头颅 CT 结果显示:左额叶占位性病变,医生诊断:有胶质瘤可能。

那么,何谓胶质瘤呢?

我们人类大脑由两类细胞组成,一类是神经细胞,又称为神经元,另一类是神经胶质细胞。它们之间犹如列车与地面的关系,缺一不可。神经元犹如列车,构成了极其复杂的神经网络,对人体接收的各种神经信息进行处理,有接受、整合和传递信息的功能。而脑神经胶质细胞是广泛分布于脑组织内,除了神经元以外的所有细胞,它犹如地面,具有支持、滋养、帮助神经元快速传递和修复神经元的作用。

由神经胶质细胞起源的这类肿瘤,叫作胶质瘤,是颅内最常见的肿瘤,且大多为恶性肿瘤。世界卫生组织中枢神经系统肿瘤分类标准中,将脑胶质瘤按病理学及恶性程度分为 I 至Ⅳ级,分级越低其恶性程度越低,预后越好。

那么,什么是恶性肿瘤呢? 我们先来打个比方:人体的大脑就像一个原本很优秀的班级,班级成员各司其职,运转协调,成绩优异。本来班上都是好学生,可是个别学生受到了不良刺激后变成了爱捣乱的坏学生,这个坏学生渗透性非常强,很快就把不良习惯渗透给其周边的好学生,若不将这些坏学生和这些坏习惯清除,班级就不会回到最初的优秀状态,胶质瘤就是大脑里爱捣乱的坏细胞,呈浸润性生长,向周边正常的脑组织渗透,即使通过手术将胶质瘤尽量清除,但仍然可能有一些侵入正常细胞中,隐蔽非常好的胶质瘤细胞成为漏网之鱼,最终,造成胶质瘤复发。

2. 胶质瘤发病和哪些因素有关系? 这个病能预防吗?

我国脑胶质瘤年发病率为 5/10 万 ~ 8/10 万,可发生于任何年龄组,但是人们却没有找到发病的真正原因,目前确定有两个危险因素:一是暴露于高剂量电离辐射和基因遗传突变;二是亚硝酸盐食品、病毒或细菌感染等致癌因素。看来想要通过预防来完全避免自己得胶质瘤不太容易啊。

不过我们参照一般肿瘤的预防方法,依据肿瘤的危险因素,也可以制定出相应的防治策略,从而降低肿瘤患病的风险。预防肿瘤的发生有 2 个基本策略,即避免有害物质侵袭和提高机体抵御肿瘤的免疫力。如下:

(1)避免有害物质侵袭的策略:首先关注和改善那些与我们生活密切相关的因素,例如戒烟、合理饮食、有规律锻炼和减少体重。只要遵守这些简单、合理的生活方式常识,就能减少患癌的机会。

(2)提高机体抵御肿瘤的免疫力,能够帮助我们与肿瘤斗争。例如饮食、锻炼和控制烦恼等健康生活方式可帮助我们远离癌症。维生素 A、维生素 C、维生素 E 的联合应用产生的保护机体抵抗毒素的作用要比单独应用好。水果和蔬菜中的抗氧化剂效果远比我们所知道的维生素的效果要强。无疑,补充天然的植物食物利于防癌。

3. 得了胶质瘤会出现哪些症状?

脑胶质瘤通常在患者疾病发生后几周、几个月、少数甚至可达几年后才被发现,恶性程度高的胶质瘤患者因疾病进展快速,被发现时间较短。疾病早期可表现为受肿瘤侵犯的局部神经功能出现异常,如记忆力减退、认知障碍、失语、癫痫发作等,后期表现为瘫痪等。其中最主要的临床表现是因肿瘤生长过快导致的颅内压增高症状,如头痛、呕吐、视力减退、复视等,若颅内压持续增高,超出我们身体代偿能力时,甚至出现脑疝等危及生命的症状。

4. 如何治疗胶质瘤?

当患者决定积极治疗胶质瘤时却遇到了难题:放疗、化疗、手术科室都说能治,究竟哪个是最好的治疗方案呢?

现阶段胶质瘤治疗方法仍处于探索阶段,因其病变范围广泛、与正常脑组织无明显界限,因此仅采用外科手术方法难以全部切除。目前,采取手术、放射治疗、化疗相结合的综合治疗是提高胶质瘤疗效的关键策略。

放射治疗对胶质瘤的治疗作用已较明确。如条件允许应尽可能在保留原有神经功能原则下最大限度地切除病变的肿瘤细胞,减少肿瘤细胞总数量,有助于提高放射治疗疗效。尽管进行了手术和放疗,胶质瘤仍难免复发,化疗对进一步杀灭残存胶质瘤细胞能起到很重要的作用。

5. 胶质瘤术后患者日常生活中怎样做能减少癫痫发作次数?

在一般人的印象中,癫痫大多由家族遗传而来,其实不然,任何导致脑细胞受损而变得容易异常放电的状况,都有可能导致癫痫发作。手术创伤及瘢痕的刺激就是导致脑细胞异常放电的一个因素,那么,术后患者日常生活中怎样做才能减少大脑异常放电次数呢?

必须规范的遵医嘱使用抗癫痫药物;要注意休息,避免长时间使用电脑、看电视和经常熬夜;避免过度疲劳;注意避免情绪激动,可以采取深呼吸训练和听音乐等放松疗法;尽量减少饮用浓茶、浓咖啡等刺激性强的饮料;还有,带瘤患者进行规范的抗肿瘤治疗也能降低癫痫的发病率。

6. 胶质瘤术后患者进行居家功能锻炼有哪些方法?

患者手术后出现右侧上、下肢无力的情况,仅能抬起,走路像踩在棉花上一样,在出院前症状仍未消失,哪些功能锻炼的方法适用于患者在家中进行呢?

胶质瘤术后出现偏瘫,居家时的功能锻炼要量力而为,循序渐进,可进行一些精细动作的训练,如手指对粗、细、大、小、方、圆等不同规格、不同形状物体的抓握训练,可防止肢体挛缩和畸形。间断规律进行肢体功能训练,如鼓励患者进行主动运动及坐起、站立、步行锻炼等活动。进行关节锻炼时可以给予按摩关节并进行髋关节、膝关节、踝关节的伸开和屈曲运动,每天3次,每次10分钟;根据病情及身体情况进行直腿抬高运动,每天3次,每次5分钟;运动中可以逆着肢体运动的方向给予适当的阻力,阻力大小以患者能耐受为宜,可以锻炼并增强肌肉力量。

7. 胶质瘤患者出院后能进行正常的工作和生活吗?

许多患者出院后都有个疑惑:我是胶质瘤患者,但是我不想被病拖累,我想做点力所能及的事情,进行正常的工作、生活,可以吗?

当然可以!胶质瘤患者出院后要根据患者病情和体力恢复情况,尽量恢复正常的生活和工作,提升患者价值感和自我认同。可以自理的患者鼓励参与室外活动,避免长期卧床,对于体质较弱或肢体活动障碍的患者,鼓励参加一些功能锻炼等活动,目的是提高患者自理能力。家属可协助患者做肢体被动功能锻炼,并引导患者练习各种捏握的方法,从学习使用梳子等生活工具开始,练习自己洗脸、洗澡、进食水,鼓励患者自己解决生理需要等,这样会使患者获得感情上及生活上的满足,从而促进患者尽早恢复社会活动。

(三)颅脑损伤

1. 何谓颅脑损伤?

颅脑损伤多因头部受到暴力冲击所致,是一种常见的外伤,占全身各部位损伤的10%~20%。那么,我们的大脑有没有保护装置呢?

颅脑是头皮、颅骨、脑膜、脑组织、脑血管、脑脊液及脑神经的全称。头皮是覆盖于颅骨之外的软组织,含有丰富的血管,因此,受到外伤时出血较多。坚实的颅骨,犹如一个天然的头盔保护着我们的脑部。尽管大脑配备了坚固的颅骨作为保护装置,但因其位于人体最高、最突出的部位,容易在受到外力大力冲击作用的时候,产生不同程度的颅脑损伤。

三分钟明白颅脑损伤

颅脑损伤有哪些症状呢?由于不同病例的致伤机制、受伤部位、伤情轻重、就诊时机等因素的不同,临床表现差异非常大。例如:绝大多数患者伤后即出现意识丧失,时间长短不一;头痛、呕吐是伤后常见症状,如果不断加剧,应警惕可能产生了颅内血肿;如果伤后一侧瞳孔立即散大,对光反射消失,患者意识清醒,一般为动眼神经受到损伤;伤后也常常出现呼吸、脉搏浅弱,节律紊乱,血压下降,一般经数分钟及十多分钟后逐渐恢复正常,如果生命体征紊乱时间延长,且无恢复迹象,表明脑部损伤严重,甚至还会出现意识障碍,如烦躁、嗜睡甚至昏迷;部分患者有逆行性遗忘,对受伤经过回忆不清楚,有口、鼻、耳出血;还有患者可能有精神症状;部分患者可能会出现癫痫。

颅脑损伤后,大部分患者恢复比较好。少数患者损伤较重,会危及患者生命,若伤后患者长期有自主呼吸、脉搏、血压、体温均正常,但无任何言语、意识、思维能力,有明显的觉醒与睡眠周期等症状,称为植物生存状态。

2.发生脑震荡后,过去的有些事情遗忘了能恢复吗?

当头部遭受外力打击后,即刻发生短暂的脑功能障碍即为脑震荡,程度较轻而时间短暂,可以短至数秒或数分钟,但不超过半小时。最常见的症状就是逆行性遗忘,这是因为受伤过程中脑组织传递信息的结构受到伤害,其传递功能暂时中止,使大脑皮层的记忆部分丢失的缘故,这意味着患者会想不起在疾病还没有发生的某个阶段的事情,过去的信息随着时间呈现出一定程度上的丢失。虽然遗忘了过去的部分事情,但是却可以形成新的记忆。其他症状常有头痛、头晕、恶心、厌食、呕吐、耳鸣、失眠、畏光、注意力不集中和反应迟钝等。这些症状往往都是一过性的,很快就会恢复,轻微脑震荡不会对身体造成很大的危害。

3.颅脑损伤后出现头痛怎么办?

头痛指额、头、颞及枕部疼痛,是颅脑损伤后的常见症状。它的发病原因很多,主要是因为颅内外的痛敏结构受到了刺激,经痛觉中枢传导到大脑皮层而引起。头痛的程度有轻有重,疼痛时间有长有短,严重者会导致丧失工作和生活的能力。咳嗽、打喷嚏、摇头、俯身可使颅内压增高引起头痛加剧。

颅脑损伤早期头痛与软组织损伤、脑水肿、颅内出血、血肿、感染等引起颅内压增高、痛敏结构受刺激有关。后期的头痛相当多见,大多伴随有类似神经衰弱的表现,如头昏、疲乏等,检查时多数没有确切的神经系统阳性体征,称为"脑外伤后综合征"。脑水肿、颅内血肿等导致的颅内压增高也是刺激呕吐中枢的常见因素之一,因此,颅内压增高引起的头痛往往会伴随剧烈的、喷射状的呕吐。

头部受伤后出现头痛不要紧张,要保持情绪稳定,必要时卧床休息。保持环境的清洁安静,减少不必要的探视,以免造成不良刺激使血压升高,间接引起颅内压升高,从而刺激痛觉中枢加重头痛。注意安全防护,以免因头痛时患者躁动发生坠床或意外损伤。注意头痛程度的变化,出现剧烈头痛伴意识障碍程度加深、频繁呕吐常为急性颅内压增高的表现,此时必须紧急就医,不可擅自应用镇静药,以免影响医生对病情的判断。

4. 颅脑损伤后出现呕吐该如何进行自我护理呢?

患者出现呕吐时,要协助患者坐起,使呕吐物容易吐入容器内。因病情不能坐起者,可协助患者取侧卧位,两膝稍弯曲,或仰卧位,头侧向一边,以免呕吐物吸入气管而发生窒息或引起吸入性肺炎。若患者出现大量频繁呕吐,需及时补充营养、水分和电解质,或按医嘱应用止吐药物。应用止吐剂后,不能放松病情观察,以免掩盖其他病情。呕吐停止后应协助患者漱口,清理被污染的衣被及环境。由于呕吐对机体会产生不良影响,应告知患者补充水分的重要性,可给予清淡、可口、少油腻、易消化食物。

5. 头皮有挫裂伤如何自我护理? 伤口预后好不好?

头皮血液循环丰富,因此头皮挫裂伤极易愈合。但头皮含有大量的毛囊、汗腺和皮脂腺,容易隐藏污垢和细菌,又因头皮与颅骨乃至颅内的血管相连,一旦感染很容易波及颅骨及颅内,造成颅骨骨髓炎及颅内感染。因此发生头皮挫裂伤,应到医院按急症处理,并仔细检查伤口,清洁消毒伤面,忌局部热敷,必要时进行清创缝合术,清创缝合后观察伤口有无渗血、渗液等情况。头皮复杂裂伤除以上处置外还需要遵医嘱应用抗生素及破伤风抗毒素,预防伤口感染。头皮下血肿多在数天后自行吸收,无须特殊治疗,早期给予冷敷以减少出血和疼痛,24～48 小时之后改为热敷,以促进血肿吸收。发生头皮挫裂伤只要能够及时正确处理,感染并不多见,故预后良好。

6. 颅脑损伤后眼部变成"熊猫眼",眼睛会失明吗?

相信大家都见过熊猫,功夫熊猫黑黑的眼眶,很酷,可是,我们常常见到有些人头部受伤后眼眶部青紫,犹如熊猫一般,这是为什么呢?

原来,这是发生颅底骨折了!

颅底由颅前窝、颅中窝和颅后窝组成,由前向后呈由高到低的阶梯状排列,凹凸不平,有大小不同的骨孔与裂隙用来容纳颅神经和血管。当颅脑损伤后,常常会导致颅底几处薄弱的区域发生骨折,出现相应的症状和体征。而颅前窝骨折常累及额骨眶板和筛骨等薄弱区域,致使骨折引起的出血经鼻孔流出,或流进眶内、眶周皮下及球结膜下形成瘀血斑,称之"熊猫"眼征,常在伤后逐渐出现。当骨折线经过视神经孔时,可造成视神经损伤或压迫视神经产生视力减退或丧失的症状。

7. 颅脑损伤后一侧鼻腔及耳道流出血性液体,会是脑脊液漏吗?

正常情况下脑部有脑脊液,就是俗称的脑水,脑部和鼻腔、耳道是不相通的,不会有脑脊液从鼻腔、耳道流出。当颅前窝骨折撕破骨折处硬脑膜及鼻腔顶部黏膜时导致脑脊液鼻漏。而颅中窝骨折往往累及内耳结构或中耳腔,产生脑脊液耳漏。我们可以将脑部和鼻腔、耳道看作楼上楼下的关系,脑部住楼上,鼻腔、耳道住楼下,中间隔着天花板,骨折线相当于天花板上的裂缝。当颅骨骨折时,脑脊液经破损的脑膜、骨折裂缝漏出,再经鼻腔、耳道漏出即为脑脊液漏。

颅脑损伤后发生脑脊液漏时应该怎么办呢?

脑脊液充满蛛网膜下隙,对脑及脊髓组织起到保护和营养作用。颅底骨折引起的急性脑脊液鼻漏或耳漏,绝大多数患者可以通过非手术治疗而痊愈。当出现脑脊液漏时预防脑脊液逆流引起的颅内感染是重点。预防措施包括:保持漏出部位局部清洁,取头高患侧位卧床休息;禁止堵塞鼻孔、外耳道;禁忌鼻腔和耳道冲洗、滴药;严禁经鼻腔置管;禁行腰椎穿刺及用力擤鼻;饮食应以清淡食物为主;保持大便通畅,禁止用力排便;预防感冒;避免提重物、剧烈运动等引起颅内压增高的动作。持续存在脑脊液漏症状者可遵医嘱采取手术治疗。

8. 颅脑损伤后卧床期间应采取什么卧位?

卧位指患者卧在床上的姿势。患者要采取各种卧位来满足休息、检查、治疗和护理的需要。正确的卧位须舒适稳定,体重平均分布,保持正常生理弯曲,各关节处于功能位置,能使患者得到充分的放松。不正确的卧位使患者感到不适,甚至还会发生肌肉、神经、皮肤等受损的现象。

非手术的颅脑损伤患者,意识清醒后可采取半坐卧位或自主卧位,以患者感到舒适为宜。颅脑损伤患者术后一般将床头抬高 15°～30°,取健侧卧位,不但可避免患侧脑组织受压,同时利于颅内静脉血回流。昏迷患者或存在吞咽障碍的患者,应保持呼吸道通畅,将头部偏向一侧,避免呕吐时发生误吸导致吸入性肺炎,每次翻身变换体位时,进行背部叩击等,预防坠积性肺炎。躁动不安的患者应升起床挡,必要时使用保护带,做好安全防护,预防跌倒、坠床等意外事件发生。

(四)脊髓肿瘤

1. 腿麻究竟是什么病?

刘大爷今年 64 岁,身子还算硬朗。但是,他得了一个"不治之症",那就是右腿麻。这个毛病长达 18 年之久,并且他的右脚没有任何疼痛的感觉,右脚 18 年前因牵引不当被床角磕破了,如今破溃伤口变成了一个大窟窿。刘大爷已经无暇顾及破溃的右脚,因为右腿的麻木逐渐加重。这种麻木发作越来越频繁,而且伴有抽筋般的疼痛。刘大爷去过康复科、理疗科、骨科、神经内科、疼痛科、泌尿科，甚至还求过神，最终无果。右腿的麻和痛让他痛不欲生，每日只能以劈叉的姿势抱着右腿才能稍有缓解。最近几日，他被一个学医的朋友推荐去神经外科，见到医生陈主任就说："大夫，求求您救救我吧！我右腿麻得受不了，不知道是撞到什么鬼了，你把我的右腿锯了吧！"陈大夫检查后耐心地解释道："您不是撞到鬼了，您是得了椎管内肿瘤。""啥是椎管内肿瘤呢？"刘大爷焦急地问。陈大夫说："就是椎管内长了一个瘤子压迫了神经。您现在出现的是早期症状。随着肿瘤在椎管内不断增大，还会对您的脊髓神经产生更严重的损害。"

2. 什么是椎管？

说到椎管，就得先讲讲脊柱。脊柱是椎管外面支撑的骨性结构，就是咱们俗语说的脊梁骨，它是身体的支柱，位于躯干部的正中线，上端链接颅骨，下端达尾骨尖。脊柱是一个相当坚硬而又灵活的结构，这主要得益于一块接一块的椎骨及椎间盘和谐地连接。这样我们的脊柱才可以完成各种运动，比如弯腰搬重物，扭转身体等动作。人的脊柱主要包括 7 块颈椎、12 块胸椎、5 块腰椎及骶骨和尾骨。每个椎骨连接在一起，围成一个特殊的管状结构，称之为椎管。脊髓就存在椎管内，被坚硬的椎骨所包围。此外，每一个脊髓平面都有一对神经根。可以想象一下鱼刺的排列，一根坚硬又灵活的脊柱能让鱼儿自由的游来游去，而神经根就好比鱼的脊柱连接的主刺，从前到后成对排列。

3. 什么是椎管内肿瘤？

椎管内肿瘤又称脊髓肿瘤，该类型的肿瘤可发生于脊髓或者脊髓的邻近位置。据统计原发性的椎管内肿瘤每 10 万人中有 0.2～0.4 例，任何年龄均可发病，以 30～40 岁多见，通常男性多于女性。其中，椎管内肿瘤多发生在胸段，其次是颈段、腰段。肿瘤的位置不同引起的症状也不尽相同，如果肿瘤长在胸段，则压迫支配肢体感觉的神经根，神经根压迫所产生的症状起初并不明显，很多患者会误以为只是磕碰或者受伤导致的肢体麻木。

椎管内肿瘤知多少

然而，随着肿瘤的不断增大，这种麻痛的感觉就像腿抽筋一样难受，并且很难缓解。可以用一句话来总结这种痛苦："腿麻不是病，麻起来要人命！"初期的神经根受压迫症状，医学专用术语上称之为根性痛。

4. 什么是根性痛期？

根性痛期是椎管内肿瘤的早期。这个时期患者出现的症状是由于神经根被压迫导致的。被压迫的神经根会引起它所支配的身体区域产生麻木、疼痛，甚至感觉消失。例如，脊髓肿瘤位于颈段，会导致肩部及胳膊的疼痛或者麻木。肿瘤长期压迫导致了末端肢体的感觉丧失。痛觉是人体对外界侵害最有效的感觉,而缺失了这种感觉就像防火系统失去了烟雾报警器一样危险。因此,当患者处于根性疼痛期,应该得到及时的救治。否则,肿瘤对神经根产生的压力会导致神经细胞不能及时得到丰富的血液供给,引起神经细胞缺血、坏死。若持续受压,会导致无法修复的损害。

5. 椎管内肿瘤没有得到及时的治疗,会有哪些损害呢?

随着肿瘤不断增大,脊髓和神经根受到进行性的压迫和损害,可以将疾病的进展过程分为 4 个时期:根性疼痛期,脊髓半侧损害期,不完全截瘫期和完全截瘫期。

根性疼痛期:如果不能及时救治就会产生一侧身体的不能活动,感觉异常,也就是脊髓半侧损害期。此时,患者身体会有感觉异常,这种异常不仅仅只有麻木的感觉,有时身体会伴有过电样感觉、针扎样和烧灼样疼痛。此外,皮肤对冷和热的刺激逐渐不敏感,开水烫到也没有任何感觉。不仅如此,神经受压迫的一侧肢体肌肉力量开始减弱,患者常常感到使不上力气,走路一瘸一拐。部分患者还会出现胸部及腰部的感觉异常,总是感到有东西勒紧身体。种种不适降低了患者的生活质量,疾病的恶化让患者承受更多的痛苦。

当压迫进一步发展时,就进入不完全截瘫期,表现为受压平面以下运动、感觉不完全丧失,大小便难解。此时,患者会出现小便困难,大便干结,有时服用泻药仍然不能缓解。通常患者会误以为自己得了泌尿系统的疾病,部分患者感到排便困难的症状难以启齿,而一味的拖延就医。最严重的时期是完全截瘫期。脊髓受损伤的身体平面以下,包括运动和感觉功能完全消失,对任何冷、热、疼痛均无任何感觉。到了这个时期,患者已经不能控制大小便,对大小便已完全失去知觉。

6. 怎样快速诊断椎管内肿瘤并给予治疗?

目前,核磁共振(MRI)检查是最有价值的检查方法。清晰而细腻的磁共振图像会给临床诊断带来很大帮助。医生可以根据磁共振的成像判断肿瘤的大小和形态,其临床实用价值较高,既适合基层医疗单位也适合较大医院。CT 检查方便快捷且相对价格低廉,也可以作为脊髓肿瘤的初步筛查的检查方法,但 CT 检查的精准度不如核磁共振,因此确诊脊髓肿瘤检查方法仍然是核磁共振。确诊为椎管内肿瘤的患者,如果不做治疗的话,随着肿瘤的生长,对脊髓、神经的压迫必然加重,所以一定要及时切除肿瘤,给脊髓、神经减压! 目前手术是治疗椎管内肿瘤最有效的方法。

7. 如何照顾椎管内肿瘤患者？

疼痛和麻木是椎管内肿瘤患者常见的症状，患者可以取舒服的体位，减少神经根的刺激症状。此外，还可以遵医嘱服用镇痛药，缓解疼痛，也可以通过聊天、听音乐转移注意力，这也可以舒缓紧张的情绪。

保持皮肤完整也是椎管内肿瘤患者日常看护的难点。例如，腿脚完全丧失感觉的患者，容易受到各种外界的伤害，比如烫伤、擦伤或冻伤。因此，要避免使用热水袋热敷以免引起烫伤；感觉障碍的肢体旁边，不要放置尖锐的利器，以免导致受伤；大小便失禁会导致患者的皮肤被排泄的尿液和粪便"腌渍"，从而导致失禁性皮炎，在帮助患者清理大小便时，尽量使用柔软的湿巾，动作轻柔。

对于肢体功能障碍的患者，预防压力性损伤是日常看护的要点，尤其是骶尾部和足跟部。截瘫的患者更容易发生压力性损伤，一旦发生很难愈合。因此，定时给患者翻翻身，拍拍背非常重要。

（吴　瑾　丁艮晓　唐丽华　许　健　梅　洁　王传玺）

参考文献

[1]贾建平,陈生弟.神经病学[M].8版.北京:人民卫生出版社,2018.

[2]王陇德.中国脑卒中防治指导规范[M].北京:人民卫生出版社,2018.

[3]励建安,张通.脑卒中康复治疗[M].北京:人民卫生出版社,2016.

[4]肖书萍,陈东萍,熊斌.介入治疗与护理[M].3版.北京:中国协和医科大学出版社,2016.

[5]中国抗癫痫协会.临床诊疗指南癫痫病分册(2015修订版)[M].北京:人民卫生出版社,2015.

[6]缪中荣.漫画脑卒中[M].北京:人民卫生出版社,2015.

[7]尤黎明,吴瑛.内科护理学[M].6版.北京:人民卫生出版社,2017.

[8]葛均波,徐永健.内科学[M].8版.北京:人民卫生出版社,2013.

[9]中华医学会神经病学分会,中华医学会神经病学分会脑血管病学组.中国急性缺血性脑卒中诊治指南2018[J].中华神经科杂志,2018,51(9):666-682.

[10]李宝民,缪中荣,王拥军,等.症状性颅内动脉粥样硬化性狭窄血管内治疗中国专家共识2018[J].中国卒中杂志,2018,13(6):594-604.

[11]汤荡,徐蔚,龙江.烟雾病遗传学研究进展[J].中国老年学杂志,2018,38(1):250-253.

[12]黄清海,杨鹏飞.中国动脉瘤性蛛网膜下腔出血诊疗指导规范[J].中国脑血管病杂志,2016,13(7):384-392.

[13]高尚谦,王芳,郭海玲,等.基于指南的脑卒中患者吞咽困难识别与管理循证实践方案的构建[J].中国护理管理,2016,16(12):1623-1627.

[14]中华医学会神经病学分会帕金森病及运动障碍学组.中国帕金森病的诊断标准(2016版)[J].中华神经科杂志,2016,49(4):268-271.

[15]中华医学会神经病学分会帕金森病及运动障碍学组.中国帕金森病治疗指南(第3版)[J].中华神经科杂志,2014,47(6):428-433.

[16]任斌,段炼.2012年烟雾病(Willis环自发性闭塞)诊断治疗指南(日本)的解读[J].中国脑血管病杂志,2014,11(1):6-9.